Anatomie van het bewegingsapparaat in beeld

Anatomie van het bewegingsapparaat in beeld

V. van Os

Redactie: A. Zuidgeest

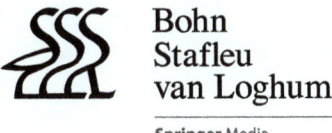
Bohn
Stafleu
van Loghum
Springer Media

Houten 2013

© 2013 Bohn Stafleu van Loghum, onderdeel van Springer Media

Alle rechten voorbehouden. Niets uit deze uitgave mag worden verveelvoudigd, opgeslagen in een geautomatiseerd gegevensbestand, of openbaar gemaakt, in enige vorm of op enige wijze, hetzij elektronisch, mechanisch, door fotokopieën of opnamen, hetzij op enige andere manier, zonder voorafgaande schriftelijke toestemming van de uitgever.

Voor zover het maken van kopieën uit deze uitgave is toegestaan op grond van artikel 16b Auteurswet j° het Besluit van 20 juni 1974, Stb. 351, zoals gewijzigd bij het Besluit van 23 augustus 1985, Stb. 471 en artikel 17 Auteurswet, dient men de daarvoor wettelijk verschuldigde vergoedingen te voldoen aan de Stichting Reprorecht (Postbus 3060, 2130 KB Hoofddorp). Voor het overnemen van (een) gedeelte(n) uit deze uitgave in bloemlezingen, readers en andere compilatiewerken (artikel 16 Auteurswet) dient men zich tot de uitgever te wenden.

Samensteller(s) en uitgever zijn zich volledig bewust van hun taak een betrouwbare uitgave te verzorgen. Niettemin kunnen zij geen aansprakelijkheid aanvaarden voor drukfouten en andere onjuistheden die eventueel in deze uitgave voorkomen.

ISBN 978 90 313 8913 1
NUR 890

Ontwerp omslag: Bottenheft, Marijenkampen
Ontwerp binnenwerk: TEFF (www.teff.nl)
Automatische opmaak: Pre Press Media Groep, Zeist

Bohn Stafleu van Loghum
Het Spoor 2
Postbus 246
3990 GA Houten

www.bsl.nl

Inhoud

	Inleiding	**1**
1	**Anatomie van de heup**	**3**
1.1	Anteflexie	4
1.2	Retroflexie	6
1.3	Abductie	7
1.4	Adductie	8
1.5	Exorotatie	9
1.6	Endorotatie	12
1.7	Ligamenten van de heup	12
1.8	Schema	14
2	**Anatomie van de knie**	**17**
2.1	Flexoren	17
2.2	Extensoren	20
2.3	Exorotatie	20
2.4	Endorotatie	20
2.5	Menisci	21
2.6	Ligamenten van de knie	23
2.7	Schema	24
3	**Anatomie van de enkel, de voet en de tenen**	**25**
3.1	Dorsaalflexie	26
3.2	Plantairflexie	27
3.3	Inversie	30
3.4	Eversie	30
3.5	Dorsaalflexie van de tenen	31
3.6	Plantairflexie van de tenen	31
3.7	Sluiten van de tenen (ten opzichte van de tweede teen)	35
3.8	Spreiden van de tenen (ten opzichte van de tweede teen)	36
3.9	Ligamenten van de enkel	37
3.10	Schema bewegingen van de enkel en de voet	38
3.11	Schema bewegingen van de tenen	39
4	**Anatomie van de schouder**	**41**
4.1	Anteflexie	42
4.2	Retroflexie	42
4.3	Abductie	44
4.4	Adductie	46

4.5	Endorotatie	48
4.6	Exorotatie	50
4.7	Elevatie	51
4.8	Detractie	53
4.9	Protractie	54
4.10	Retractie	54
4.11	Laterorotatie	55
4.12	Mediorotatie	55
4.13	Ligamenten van de schouder	56
4.14	Schema bewegingen van de bovenarm	57
4.15	Schema bewegingen van de scapula	57

5	**Anatomie van de elleboog**	**59**
5.1	Flexie	59
5.2	Extensie	61
5.3	Pronatie	62
5.4	Supinatie	64
5.5	Ligamenten van de elleboog	65
5.6	Schema	66

6	**Anatomie van de pols, hand en de vingers**	**67**
6.1	Palmairflexie	68
6.2	Dorsaalflexie	70
6.3	Radiaalabductie	71
6.4	Ulnairabductie	74
6.5	Buigen van de vingers	75
6.6	Strekken van de vingers	77
6.7	Spreiden van de vingers	78
6.8	Sluiten van de vingers	78
6.9	Radiaalabductie van de vingers	78
6.10	Buigen van de duim	78
6.11	Strekken van de duim	79
6.12	Abductie van de duim	79
6.13	Adductie van de duim	80
6.14	Oppositie van de duim	80
6.15	Repositie van de duim	81
6.16	Ligamenten van de pols	82
6.17	Schema bewegingen van de pols en de hand	84
6.18	Schema bewegingen van de 2^e-5^e vinger	84
6.19	Schema bewegingen van de duim	85

7	**Anatomie van de wervelkolom**	**87**
7.1	Flexoren van de wervelkolom	88
7.2	Extensoren van de wervelkolom	91
7.3	Lateroflexoren van de wervelkolom	96
7.4	Ipsilaterale rotatoren van de wervelkolom	99
7.5	Contralaterale rotatoren van de wervelkolom	101
7.6	Verhogen intra-abdominale druk	102
7.7	Elevatie van de ribben	103
7.8	Depressie van de ribben	105
7.9	Ligamenten van de wervelkolom	105
7.10	Schema	108

8	**Innervatie**		**111**
	8.1	Craniale zenuwen (selectie)	111
	8.2	Nn. cervicales	111
	8.2.1	Rami dorsales van de nn. cervicales	111
	8.2.2	Rami ventrales van de nn. cervicales	112
	8.3	Plexus brachialis pars supraclavicularis	114
	8.4	Plexus brachialis pars infraclavicularis	115
	8.5	Plexus lumbalis	120
	8.6	Plexus sacralis	122
	8.7	Plexus coccygeus	124
9	**Bekkenbodem musculatuur**		**125**
	9.1	Diaphragma pelvis	125
	9.2	Diaphragma urogenitale	126
	Literatuur		**127**
	Register		**129**

Inleiding

Dit boek is een hulpmiddel bij de bestudering van de spieren van het bewegingsapparaat. De aanhechtingen, functies en innervatie worden schematisch weergegeven en de ligging van de spieren wordt met behulp van fraaie afbeeldingen duidelijk gemaakt. Het boek moet gezien worden als een overzichtelijke samenvatting en kan niet een anatomisch leerboek vervangen. Hiervoor raden wij de lezer *Vorm en beweging* van Lohman en Zuidgeest (2011) aan. De namen van alle anatomische structuren zijn weergegeven volgens de *Terminologia Anatomica* van 1998.

We geven eerst een korte toelichting op een paar begrippen die van belang zijn om de volgende hoofdstukken te begrijpen.

Een spier is met een bot verbonden op zogenoemde aanhechtingspunten. Soms zijn dit er twee, soms meer. Deze aanhechtingspunten worden origo en insertie genoemd. De origo is de aanhechting die het dichtst bij de romp gelegen is, de insertie ligt het verst van de romp af. We kunnen een denkbeeldige lijn trekken tussen deze aanhechtingspunten; dat noemen we de werklijn van de spier. Door te kijken hoe de werklijn loopt ten opzichte van de as van een gewricht, kunnen we ons een idee vormen over de functie van die spier. Zo loopt de werklijn van de biceps (officieel: m. biceps brachii) vóór de as van het ellebooggewricht; de functie ervan is buiging van de arm.

Als een spier verkort, kan hij de insertie in beweging brengen of de origo. Zo kan de biceps bij verkorting de arm buigen waarbij de hand in de richting van de schouder wordt gebracht. Dit wordt een beweging in een open keten genoemd. Hij kan echter ook de schouder in de richting van de hand brengen als de hand gefixeerd is, bijvoorbeeld als we aan een rekstok hangen en ons daaraan optrekken. Dit laatste wordt wel een beweging in een gesloten keten genoemd.

In anatomieboeken worden de functies van spieren vrijwel altijd vermeld in een open-keten-

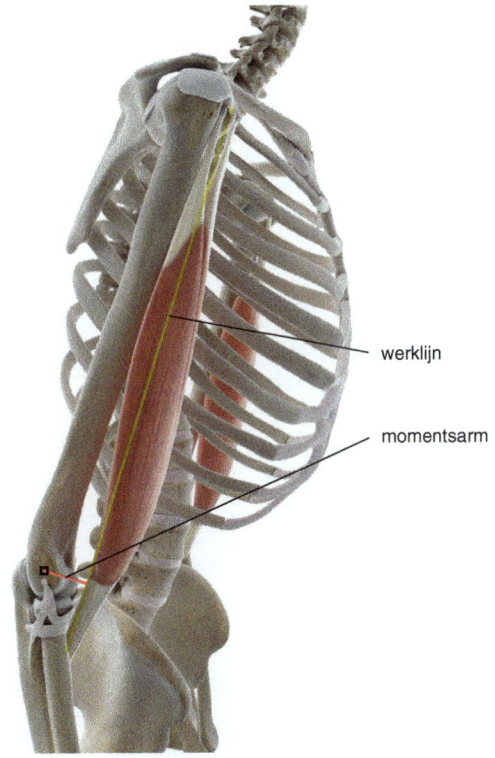

Figuur 0.1
Lateraal aanzicht.

beweging. In dit boek doen wij dat ook. De functie in gesloten keten kunnen we ons dan voorstellen door in gedachten het andere aanhechtingspunt in beweging te brengen. Bewegingen in een gesloten keten zien we bij de arm als met de hand een vast punt wordt vastgepakt. Bij het been treedt deze beweging op als de voet contact maakt met de grond, zoals het standbeen doet tijdens het lopen.

Loopt de werklijn van een spier ver van de as van

een gewricht vandaan, dan ligt deze spier gunstig om een beweging te veroorzaken. De spier heeft dan een grote momentsarm. In anatomieboeken wordt de functie van een spier meestal kwalitatief bekeken, niet kwantitatief. Dat wil zeggen: men beschrijft of een spier een bepaalde beweging veroorzaakt, maar niet met welke kracht en met welke momentsarm (het product van deze twee wordt het moment van een spier genoemd).

Soms bestaat er verschil van mening over de precieze functie van een spier. Dit is vooral het geval als de werklijn van de spier dicht langs de as van het gewricht loopt; de spier heeft dan een kleine momentsarm. Een dergelijke spier draagt vooral bij aan de stabiliteit van het gewricht en niet aan de beweging. Ook in de beschrijving van de innervatie kunnen er verschillen in de literatuur worden aangetroffen. In dit boek wordt uitgegaan van Nederlandse, Duitse en Engelstalige anatomische literatuur; deze staat in de literatuurlijst vermeld.

In de meeste anatomieboeken wordt een indeling gebruikt die gebaseerd is op regio en op de spieren die in die regio worden aangetroffen. Functioneler voor bijvoorbeeld de fysiotherapie lijkt het ons om de spieren in te delen naar de bewegingen die ze in een gewricht kunnen veroorzaken. Het vlak van de beweging en de as waar deze om plaatsvindt, staan bij het gewricht steeds aangegeven.

1 Anatomie van de heup

De Latijnse naam voor het heupgewricht is art. coxae; en het is een kogelgewricht (art. spheroidea). In het gewricht kan om drie assen bewogen worden.

As	Vlak	Beweging
transversaal	sagittaal	retroflexie/anteflexie
sagittaal	frontaal	abductie/adductie
longitudinaal	transversaal	exorotatie/endorotatie

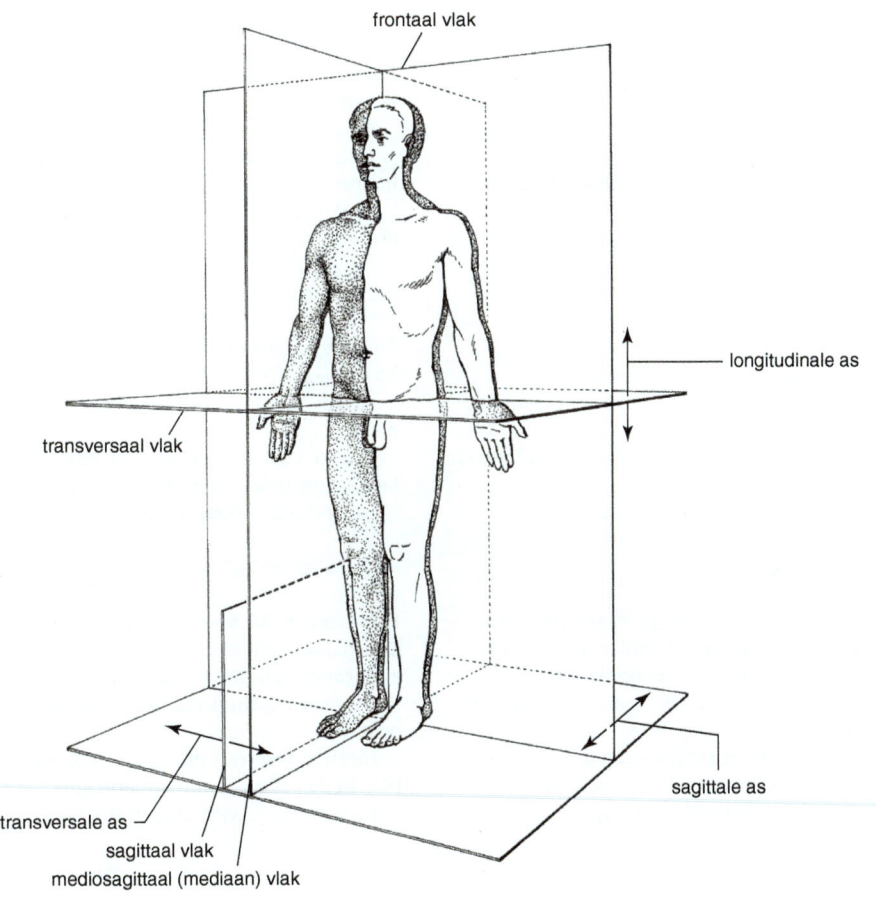

Figuur 1.0
De assen en vlakken van het lichaam worden hier weergegeven. Bron: bewerkt naar Lohman & Zuidgeest (2011).

De volgende bewegingsuitslagen in de art. coxae zijn mogelijk, uitgaande van een ontspannen symmetrische stand (de individuele verschillen zijn daarbij tamelijk groot):
– maximale anteflexie: 120°;
– maximale retroflexie: 20°;
– maximale abductie: 45°;
– maximale adductie: 30°;
– maximale exorotatie: 45°;
– maximale endorotatie: 35°.

1.1 Anteflexie

Er zijn elf spieren die anteflexie geven in het heupgewricht. Ze worden hier kort beschreven.

M. psoas major (fig. 1.1)

Functie: anteflexie van het bovenbeen.
Origo: ontspringt met de ventrale vezels van de wervellichamen en de tussenwervelschijven van Th12-L5. De dorsaal gelegen vezels ontspringen van de processus costales L1-L5.
Insertie: insereert aan de trochanter minor van het femur.
Innervatie: n. femoralis (L2-L4) en directe takken uit de plexus lumbalis.

M. iliacus (fig. 1.1)

Functie: anteflexie van het bovenbeen.
Origo: ontspringt van de fossa iliaca van het bekken.
Insertie: insereert aan de trochanter minor van het femur.
Innervatie: n. femoralis (L2-L4).

M. sartorius (fig. 1.2)

Functie: anteflexie, abductie en exorotatie van het bovenbeen. De spier geeft verder flexie van het been en endorotatie van het onderbeen.
Origo: ontspringt van de spina iliaca anterior superior.
Insertie: insereert mediaal van de tuberositas tibiae in de pes anserinus superficialis.
Innervatie: n. femoralis (L2-L4).

M. tensor fasciae latae (fig. 1.2)

Functie: anteflexie (ventrale vezels) en endorotatie (laterale vezels) van het bovenbeen. Verder geeft de spier abductie van het bovenbeen.
Origo: ontspringt van de spina iliaca anterior superior.
Insertie: insereert in de tractus iliotibialis.
Innervatie: n. gluteus superior (L4-S1).

M. rectus femoris (fig. 1.3)

Functie: anteflexie van het bovenbeen. Daarnaast geeft de spier een strekking van het been.
Origo: ontspringt van de spina iliaca anterior inferior en van het acetabulum.
Insertie: insereert via het lig. patellae aan de tuberositas tibiae.
Innervatie: n. femoralis (L2-L4).

M. pectineus (fig. 1.4)

Functie: anteflexie, adductie en exorotatie van het bovenbeen.
Origo: ontspringt van het pecten ossis pubis.
Insertie: insereert aan de linea pectinea van het femur.
Innervatie: n. femoralis (L2-L4) en ook wel de n. obturatorius (L2-L4).

M. adductor longus (fig. 1.4)

Functie: anteflexie, adductie en exorotatie van het bovenbeen.
Origo: ontspringt van het corpus van het os pubis.
Insertie: insereert in het middelste deel van de labium mediale van de linea aspera van het femur.
Innervatie: n. obturatorius (L2-L4).

M. gracilis (fig. 1.4)

Functie: anteflexie en adductie van het bovenbeen. Daarnaast geeft de spier flexie van het been en endorotatie van het onderbeen.
Origo: ontspringt van de ramus inferior van het os pubis.
Insertie: insereert mediaal van de tuberositas tibiae in de pes anserinus superficialis.
Innervatie: n. obturatorius (L2-L4).

1 Anatomie van de heup

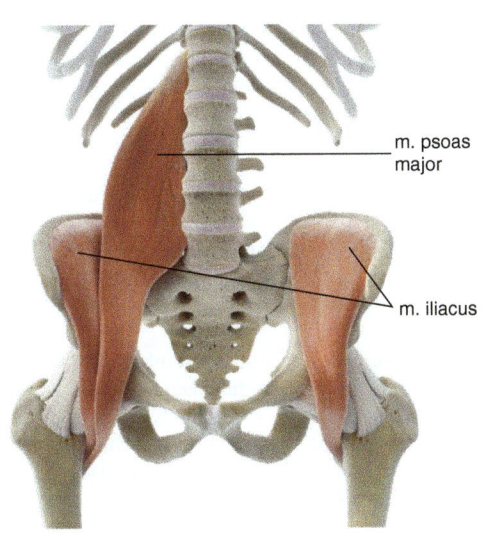

Figuur 1.1
Ventraal aanzicht.

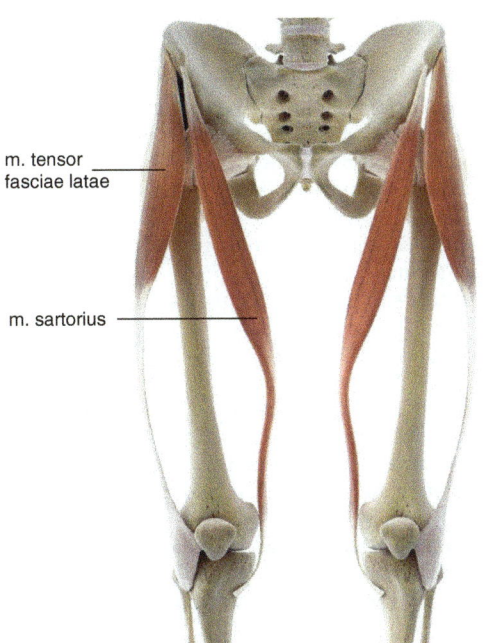

Figuur 1.2
Ventraal aanzicht.

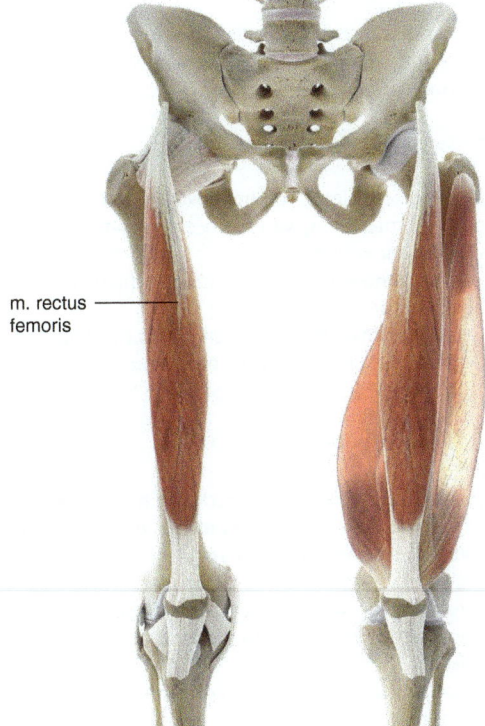

Figuur 1.3
Ventraal aanzicht.

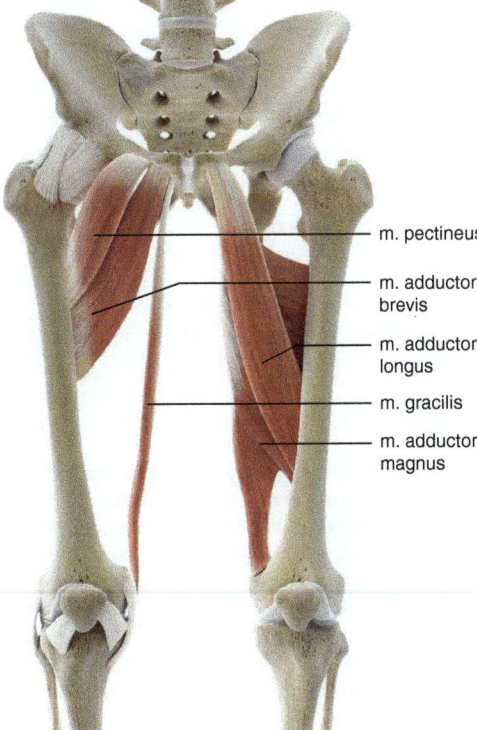

Figuur 1.4
Ventraal aanzicht.

M. gluteus medius (fig. 1.5)

Functie: abductie van het bovenbeen. De voorste vezels geven daarnaast anteflexie en endorotatie. De achterste vezels geven ook retroflexie en exorotatie van het bovenbeen.
Origo: ontspringt van de facies glutea van het os ilium.
Insertie: insereert aan de trochanter major van het femur.
Innervatie: n. gluteus superior (L4-S1).

M. gluteus minimus (fig. 1.8)

Functie: anteflexie, abductie en endorotatie van het bovenbeen.
Origo: ontspringt tussen de lineae gluteae anterior en inferior van de facies glutea van de ala ossis ilii.
Insertie: insereert aan de trochanter major van het femur.
Innervatie: n. gluteus superior (L4-S1).

M. adductor brevis (fig. 1.4)

Functie: anteflexie, adductie en exorotatie van het bovenbeen.
Origo: ontspringt van het corpus en de ramus inferior van het os pubis.
Insertie: insereert aan het distale deel van de linea pectinea en aan het proximale deel van het labium mediale van de linea aspera van het femur.
Innervatie: n. obturatorius (L2-L4).

1.2 Retroflexie

> Er zijn zes spieren die retroflexie geven in het heupgewricht. Ze worden hier kort beschreven.

M. gluteus maximus (fig. 1.5)

Functie: retroflexie en exorotatie van het bovenbeen. De bovenste vezels geven daarnaast abductie.
Origo: ontspringt van het achterste deel van de facies glutea van het os ilium, van de fascia thoracolumbalis, van de facies dorsalis van het os sacrum en van het os coccygis en het lig. sacrotuberale.
Insertie: insereert in de tractus iliotibialis (craniale vezels) en aan de tuberositas glutea (caudale vezels).
Innervatie: n. gluteus inferior (L4-S2).

M. gluteus medius (fig. 1.5)

Functie: retroflexie en exorotatie (achterste vezels) van het bovenbeen. Anteflexie en endorotatie (voorste vezels). Daarnaast geeft de spier abductie van het bovenbeen.
Origo: ontspringt van de facies glutea van het os ilium.
Insertie: insereert aan de trochanter major van het femur.
Innervatie: n. gluteus superior (L4-S1).

M. biceps femoris caput longum (fig. 1.6)

Functie: retroflexie van het bovenbeen. Daarnaast geeft de spier flexie van het been en exorotatie van het onderbeen.
Origo: ontspringt van het tuber ischiadicum.
Insertie: insereert aan het caput fibulae.
Innervatie: n. tibialis (L5-S2).

M. semitendinosus (fig. 1.7)

Functie: retroflexie van het bovenbeen. Daarnaast geeft de spier flexie van het been en endorotatie van het onderbeen.
Origo: ontspringt van het tuber ischiadicum van het os ischii.
Insertie: insereert aan de facies medialis van de tibia in de pes anserinus superficialis.
Innervatie: n. tibialis (L5-S2).

M. semimembranosus (fig. 1.7)

Functie: retroflexie van het bovenbeen. Daarnaast geeft de spier flexie van het been en endorotatie van het onderbeen.
Origo: ontspringt van het tuber ischiadicum van het os ischii.
Insertie: insereert aan de condylus medialis van de tibia in de pes anserinus profundus.
Innervatie: n. tibialis (L5-S2).

M. adductor magnus (fig. 1.4)

Functie: retroflexie en adductie van het bovenbeen. Exorotatie (pars superior en media) en endorotatie (pars inferior) van het bovenbeen.
Origo:
– *pars superior*: ontspringt van de ramus inferior van het os pubis en van de ramus van het os ischii;
– *pars media*: ontspringt van de ramus van het os ischii;

1 Anatomie van de heup

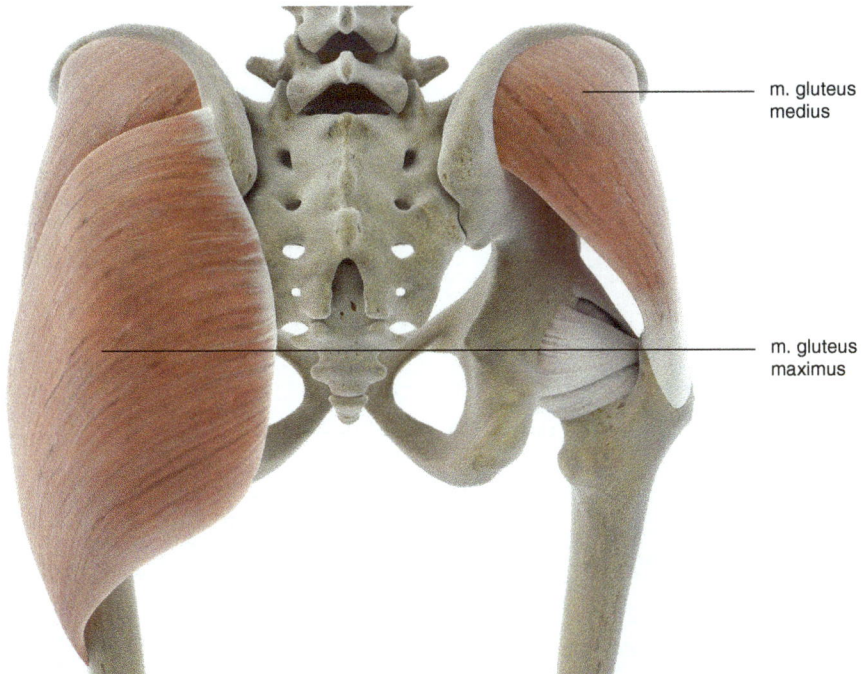

Figuur 1.5
Dorsaal aanzicht.

– *pars inferior*: ontspringt van het tuber ischiadicum.

Insertie:
– *pars superior*: insereert aan het labium mediale van de linea aspera;
– *pars media*: insereert aan het labium mediale van de linea aspera;
– *pars inferior*: insereert aan de epicondylus medialis van het femur.

Innervatie: partes superior en media door n. obturatorius (L2-L4); pars inferior door n. tibialis (L4-L5).

1.3 Abductie

Er zijn vier spieren die abductie geven in het heupgewricht. Ze worden hier kort beschreven.

M. gluteus medius (fig. 1.5)

Functie: abductie van het bovenbeen. Anteflexie en endorotatie (voorste vezels). Retroflexie en exorotatie (achterste vezels) van het bovenbeen.
   Origo: ontspringt van de facies glutea van het os ilium.
   Insertie: insereert aan de trochanter major van het femur.
   Innervatie: n. gluteus superior (L4-S1).

M. gluteus minimus (fig. 1.8)

Functie: abductie, anteflexie en endorotatie van het bovenbeen.
   Origo: ontspringt van de facies glutea van het os ilium.
   Insertie: insereert aan de trochanter major van het femur.
   Innervatie: n. gluteus superior (L4-S1).

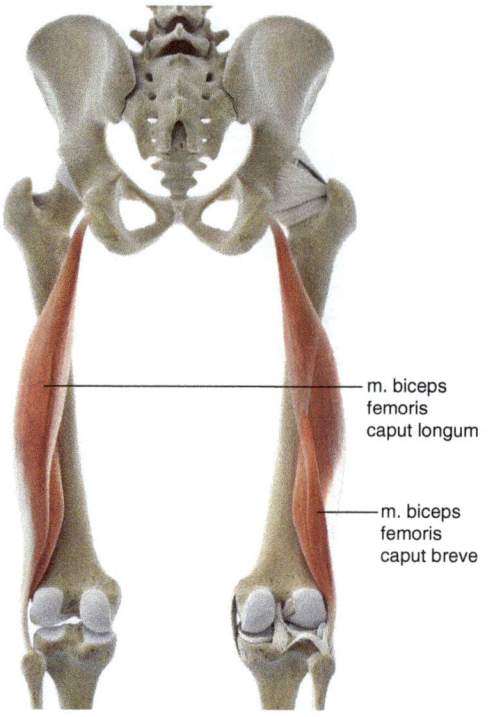

Figuur 1.6
Dorsaal aanzicht.

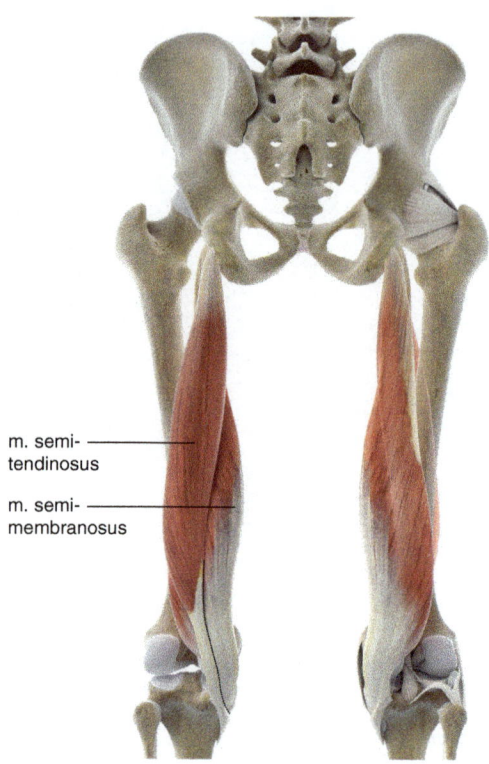

Figuur 1.7
Dorsaal aanzicht.

M. gluteus maximus (fig. 1.5)

Functie: abductie (bovenste vezels). Daarnaast geeft de spier retroflexie en exorotatie van het bovenbeen.

Origo: ontspringt van het achterste deel van de facies glutea van het os ilium, van de fascia thoracolumbalis, van de facies dorsalis van het sacrum en van het os coccygis en het lig. sacrotuberale.

Insertie: insereert in de tractus iliotibialis (craniale vezels) en aan de tuberositas glutea (caudale vezels).

Innervatie: n. gluteus inferior (L4-S2).

M. tensor fasciae latae (fig. 1.2)

Functie: abductie van het bovenbeen. Daarnaast geeft de spier anteflexie (ventrale vezels) en endorotatie (laterale vezels) van het bovenbeen.

Origo: ontspringt van de spina iliaca anterior superior.

Insertie: insereert in de tractus iliotibialis van het bovenbeen.

Innervatie: n. gluteus superior (L4-S1).

1.4 Adductie

Er zijn vijf spieren die adductie geven in het heupgewricht. Ze worden hier kort beschreven.

M. adductor magnus (fig. 1.4)

Functie: adductie en retroflexie van het bovenbeen. Exorotatie (partes superior en media) en endorotatie (pars inferior) van het bovenbeen.

Origo:
- *pars superior*: ontspringt van de ramus inferior van het os pubis en van de ramus van het os ichii;
- *pars media*: ontspringt van de ramus van het os ischii;

– *pars inferior*: ontspringt van het tuber ischiadicum.

Insertie:
– *pars superior*: insereert aan het labium mediale van de linea aspera;
– *pars media*: insereert aan het labium mediale van de linea aspera;
– *pars inferior*: insereert aan de epicondylus medialis van het femur.

Innervatie: partes superior en media door n. obturatorius (L2-L4); pars inferior door n. tibialis (L4-L5).

M. adductor longus (fig. 1.4)

Functie: adductie, anteflexie en exorotatie van het bovenbeen.
 Origo: ontspringt van het corpus van het os pubis.
 Insertie: insereert in het middelste deel van de labium mediale van de linea aspera van het femur.
 Innervatie: n. obturatorius (L2-L4).

M. adductor brevis (fig. 1.4)

Functie: adductie, anteflexie en exorotatie van het bovenbeen.
 Origo: ontspringt van het corpus van het os pubis.
 Insertie: insereert in het middelste deel van de labium mediale van de linea aspera van het femur.
 Innervatie: n. obturatorius (L2-L4).

M. gracilis (fig. 1.4)

Functie: adductie en anteflexie van het bovenbeen. Daarnaast geeft de spier flexie van het been en endorotatie van het onderbeen.
 Origo: ontspringt van de ramus inferior van het os pubis.
 Insertie: insereert mediaal van de tuberositas tibiae in de pes anserinus superficialis.
 Innervatie: n. obturatorius (L2-L4).

M. pectineus (fig. 1.4)

Functie: adductie, anteflexie en exorotatie van het bovenbeen.
 Origo: ontspringt van het pecten ossis pubis.
 Insertie: insereert aan de linea pectinea van het femur.
 Innervatie: n. femoralis (L2-L4) en ook wel de n. obturatorius (L2-L4).

1.5 Exorotatie

> Er zijn elf spieren die exorotatie geven in het heupgewricht. Ze worden hier kort beschreven.

M. piriformis (fig. 1.9)

Functie: exorotatie van het bovenbeen.
 Origo: ontspringt van de facies pelvina van het os sacrum.
 Insertie: insereert aan de trochanter major van het femur.
 Innervatie: plexus sacralis (L5-S2).

M. obturatorius internus (fig. 1.9)

Functie: exorotatie van het bovenbeen.
 Origo: ontspringt van de binnenzijde van de membrana obturatoria en de benige rand van het obturatorium.
 Insertie: insereert in de fossa trochanterica van het femur.
 Innervatie: plexus sacralis (L5-S2).

M. obturatorius externus (fig. 1.10)

Functie: exorotatie van het bovenbeen.
 Origo: ontspringt van de buitenzijde van de membrana obturatoria en de benige rand van het obturatorium.
 Insertie: insereert in de fossa trochanterica van het femur.
 Innervatie: n. obturatorius (L2-L4).

Mm. gemelli (fig. 1.9)

Functie: exorotatie van het bovenbeen.
 Origo:
– *gemellus superior*: ontspringt van de spina ischiadica van het os ischii;
– *gemellus inferior*: ontspringt van het tuber ischiadicum van het os ischii.

Insertie:
– *gemellus superior*: insereert in de fossa trochanterica van het femur;
– *gemellus inferior*: insereert in de fossa trochanterica van het femur.

Innervatie: plexus sacralis (L5-S2).

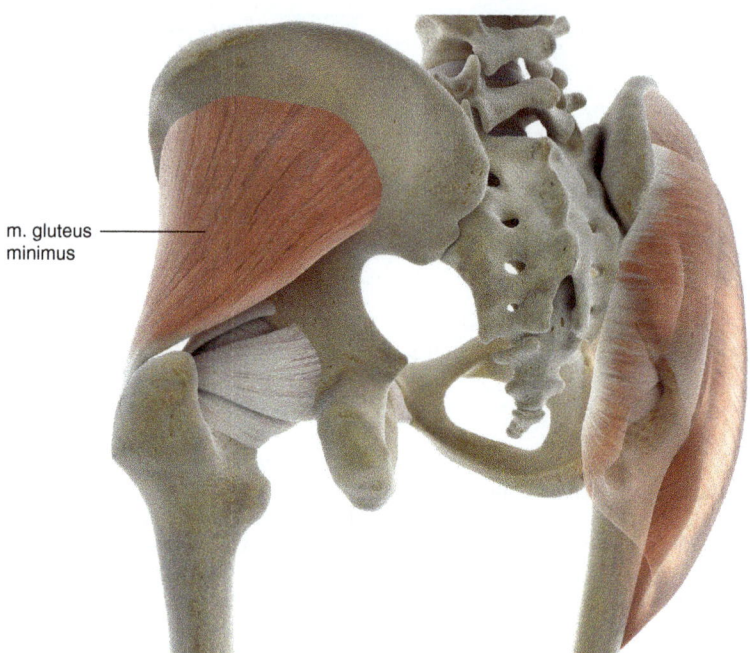

Figuur 1.8
Dorsolateraal aanzicht.

M. quadratus femoris (fig. 1.9)

Functie: exorotatie van het bovenbeen.
Origo: ontspringt van het tuber ischiadicum.
Insertie: insereert aan de crista intertrochanterica van het femur.
Innervatie: plexus sacralis (L5-S2).

M. pectineus (fig. 1.4)

Functie: exorotatie, anteflexie en adductie van het bovenbeen.
Origo: ontspringt van het pecten ossis pubis.
Insertie: insereert aan de linea pectinea van het femur.
Innervatie: n. femoralis (L2-L4) en ook wel de n. obturatorius (L2-L4).

M. adductor magnus (fig. 1.4)

Functie: exorotatie (partes superior en media) en endorotatie (pars inferior) van het bovenbeen. Daarnaast geeft de spier adductie en retroflexie van het bovenbeen.

Origo:
– *pars superior*: ontspringt van de ramus inferior van het os pubis en van de ramus van het os ischii;
– *pars media*: ontspringt van de ramus van het os ischii;
– *pars inferior*: ontspringt van het tuber ischiadicum.

Insertie:
– *pars superior*: insereert aan het labium mediale van de linea aspera;
– *pars media*: insereert aan het labium mediale van de linea aspera;
– *pars inferior*: insereert aan de epicondylus medialis van het femur.

Innervatie: partes superior en media door n. obturatorius (L2-L4); pars inferior door n. tibialis (L4-L5).

1 Anatomie van de heup

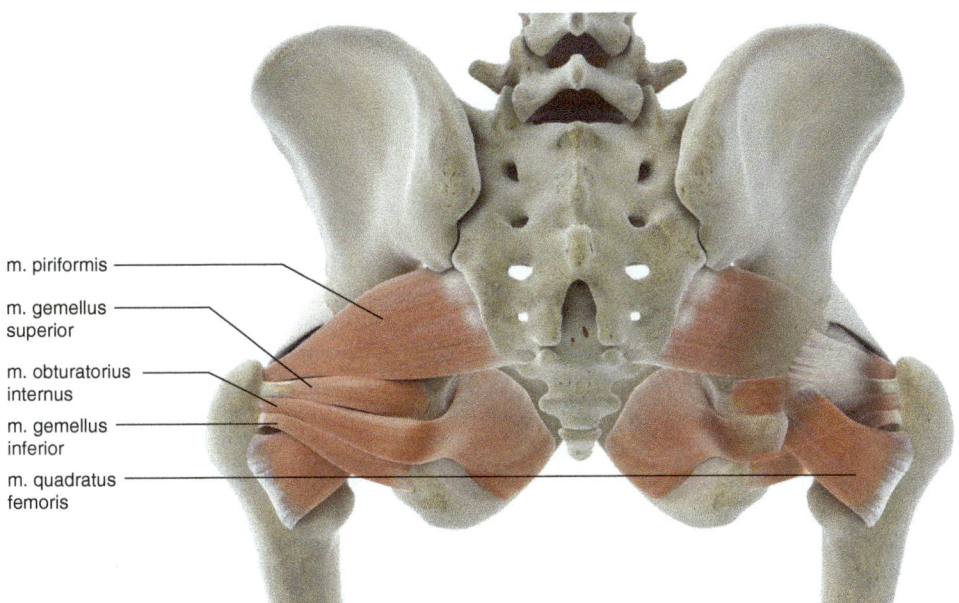

- m. piriformis
- m. gemellus superior
- m. obturatorius internus
- m. gemellus inferior
- m. quadratus femoris

Figuur 1.9
Dorsaal aanzicht.

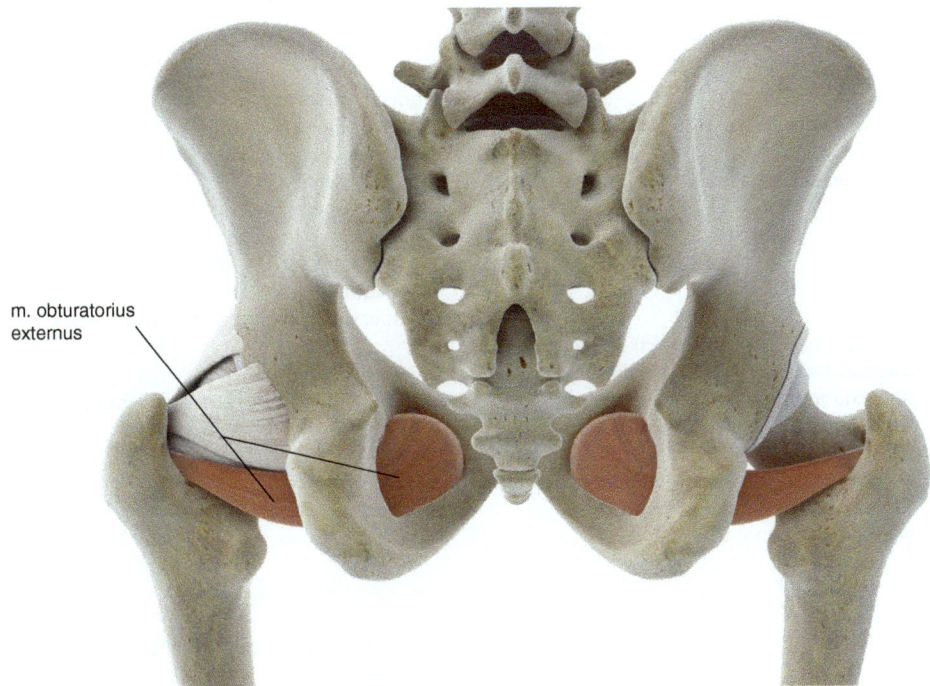

- m. obturatorius externus

Figuur 1.10
Dorsaal aanzicht.

M. adductor brevis (fig. 1.4)

Functie: exorotatie, adductie en anteflexie van het bovenbeen.
Origo: ontspringt van het corpus van het os pubis.
Insertie: insereert in het middelste deel van de labium mediale van de linea aspera van het femur.
Innervatie: n. obturatorius (L2-L4).

M. gluteus maximus (fig. 1.5)

Functie: exorotatie en retroflexie van het bovenbeen. Daarnaast geeft de spier abductie (bovenste vezels).
Origo: ontspringt van het achterste deel van de facies glutea van het os ilium, van de fascia thoracolumbalis, van de facies dorsalis van het os sacrum en van het os coccygis en het lig. sacrotuberale.
Insertie: insereert in de tractus iliotibialis (craniale vezels) en aan de tuberositas glutea (caudale vezels).
Innervatie: n. gluteus inferior (L4-S2).

M. gluteus medius (fig. 1.5)

Functie: exorotatie en retroflexie (achterste vezels) van het bovenbeen. Endorotatie en anteflexie (voorste vezels). Daarnaast geeft de spier abductie van het bovenbeen.
Origo: ontspringt van de facies glutea van het os ilium.
Insertie: insereert aan de trochanter major van het femur.
Innervatie: n. gluteus superior (L4-S1).

M. sartorius (fig. 1.2)

Functie: exorotatie, anteflexie en abductie van het bovenbeen. Daarnaast geeft de spier flexie van het been en endorotatie van het onderbeen.
Origo: ontspringt van de spina iliaca anterior superior.
Insertie: insereert mediaal van de tuberositas tibiae in de pes anserinus superficialis.
Innervatie: n. femoralis (L2-L4).

1.6 Endorotatie

Er zijn drie spieren die endorotatie geven in het heupgewricht. Ze worden hier kort beschreven.

M. tensor fasciae latae (fig. 1.2)

Functie: endorotatie (laterale vezels) en anteflexie (ventrale vezels) van het bovenbeen. Daarnaast geeft de spier abductie van het bovenbeen.
Origo: ontspringt van de spina iliaca anterior superior.
Insertie: insereert in de tractus iliotibialis van het bovenbeen.
Innervatie: n. gluteus superior (L4-S1).

M. gluteus minimus (fig. 1.8)

Functie: endorotatie, abductie en anteflexie van het bovenbeen.
Origo: ontspringt van de facies glutea van het os ilium.
Insertie: insereert aan de trochanter major van het femur.
Innervatie: n. gluteus superior (L4-S1).

M. gluteus medius (fig. 1.5)

Functie: endorotatie en anteflexie (voorste vezels) en retroflexie en exorotatie (achterste vezels) van het bovenbeen. Daarnaast geeft de spier abductie van het bovenbeen.
Origo: ontspringt van de facies glutea van het os ilium.
Insertie: insereert aan de trochanter major van het femur.
Innervatie: n. gluteus superior (L4-S1).

1.7 Ligamenten van de heup

Hierna worden de belangrijkste ligamenten van de heup beschreven.

Lig. iliofemorale (fig. 1.11)

Dit ligament heeft een lateraal en een mediaal deel.
Functie: remt de retroflexie, exorotatie en adductie (lateraal deel).
Loopt van de spina iliaca anterior inferior naar

1 Anatomie van de heup

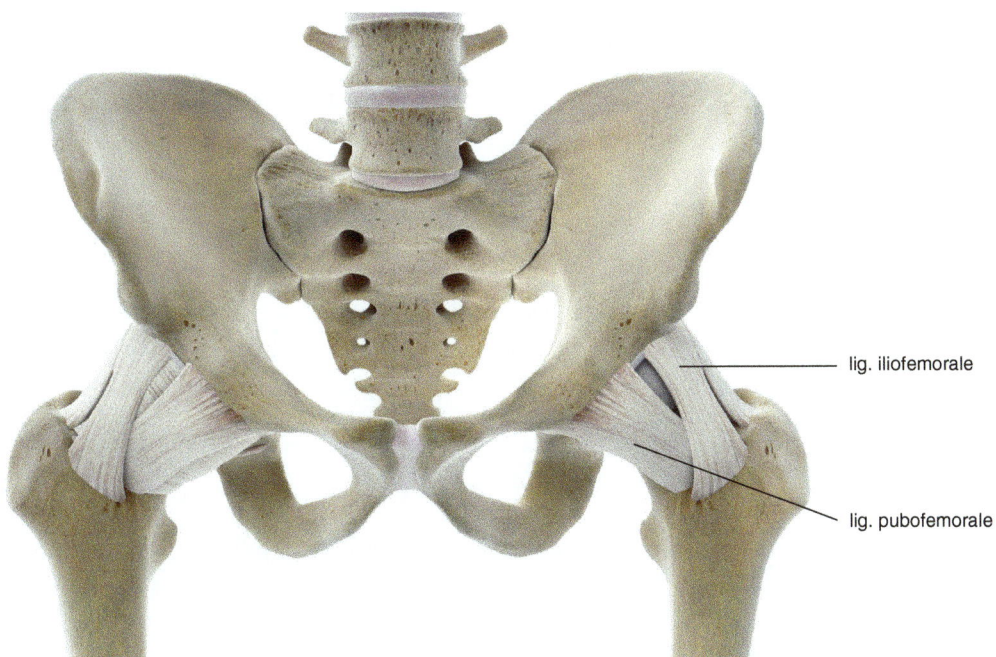

Figuur 1.11
Ventraal aanzicht.

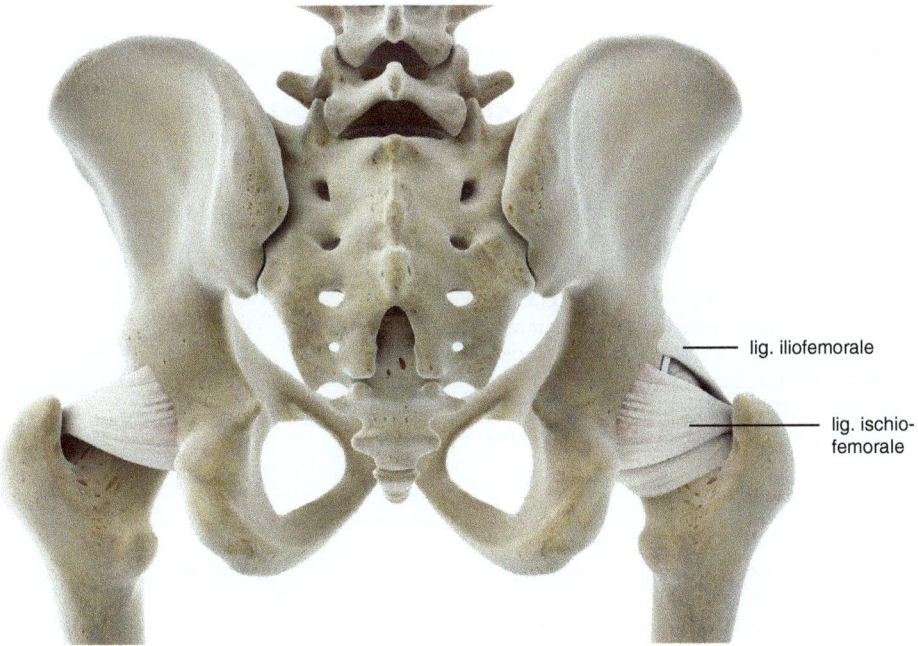

Figuur 1.12
Dorsaal aanzicht.

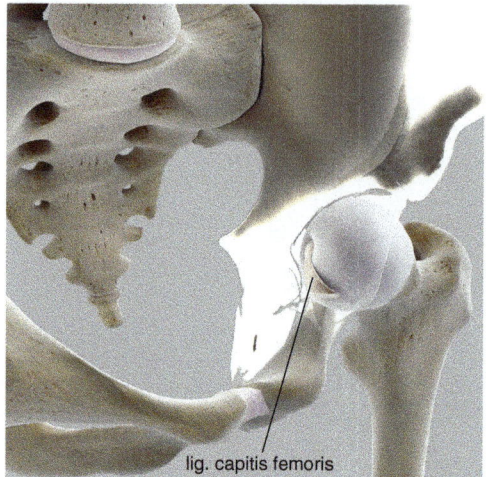

Figuur 1.13
Ventromediaal aanzicht.

de voorzijde van de trochanter major en hecht aan op de linea intertrochanterica.

Lig. pubofemorale (fig. 1.11)

Functie: remt de retroflexie, abductie en exorotatie.
  Loopt vanaf de ramus superior van het os pubis naar de mediale zijde van het collum femoris en loopt voor een deel uit in de pars medialis van het lig. iliofemorale.

Lig. ischiofemorale (fig. 1.12)

Functie: remt de retroflexie, endorotatie en abductie.
  Loopt van het corpus ossis ischii naar lateraal. De bovenste vezels hechten aan in de pars lateralis van het lig. iliofemorale. De onderste vezels lopen naar de fossa trochanterica van het femur. De diepst gelegen vezels lopen circulair rondom het corpus van het femur en vormen de zona orbicularis.

Lig. capitis femoris (fig. 1.13)

Functie: bevat bloedvaten die zorgen voor de voeding van de femurkop.
  Loopt van de randen van de incisura acetabuli naar de fovea capitis femoris.

1.8 Schema

In het volgende schema staan de bewegingen van de heup met de daarbij behorende musculatuur.

Functie	*Musculatuur*
Anteflexoren	M. psoas major
	M. iliacus
	M. sartorius
	M. tensor fasciae latae
	M. rectus femoris
	M. pectineus
	M. adductor longus
	M. gracilis
	M. gluteus medius voorste deel
	M. gluteus minimus
	M. adductor brevis
Retroflexoren	M. gluteus maximus
	M. gluteus medius
	M. biceps femoris caput longum
	M. semitendinosus
	M. semimembranosus
	M. adductor magnus
Abductoren	M. gluteus medius
	M. gluteus minimus
	M. gluteus maximus
	M. tensor fasciae latae
Adductoren	M. adductor magnus
	M. adductor longus
	M. adductor brevis
	M. gracilis

Functie	Musculatuur
	M. pectineus
Exorotatoren	M. piriformis
	M. obturatorius internus
	M. obturatorius externus
	Mm. gemelli
	M. quadratus femoris
	M. pectineus
	M. adductor magnus
	M. adductor brevis
	M. gluteus maximus
	M. gluteus medius achterste deel
	M. sartorius
Endorotatoren	M. tensor fasciae latae
	M. gluteus minimus
	M. gluteus medius voorste deel

2 Anatomie van de knie

De Latijnse naam voor het kniegewricht is art. genus. Aan de knie kunnen het tibiofemorale gewricht en het patellofemorale gewricht onderscheiden worden. Er kan om twee assen bewogen worden.

As	Vlak	Beweging
transversaal	sagittaal	flexie/extensie
longitudinaal	transversaal	exorotatie/endorotatie

De volgende bewegingsuitslagen in de art. genus zijn mogelijk:
- maximale flexie: 135°;
- maximale extensie: 0°-10° hyperextensie;
- maximale exorotatie: 30°-40°;
- maximale endorotatie: 20°-30°.

Hierbij moet de opmerking gemaakt worden dat maximale exorotatie en maximale endorotatie slechts bereikt worden wanneer de knie zich in een 90°-flexiestand bevindt.

2.1 Flexoren

Er zijn acht spieren die flexie geven in het kniegewricht. Ze worden hier kort beschreven.

M. gracilis (fig. 2.1)

Functie: flexie van het been en endorotatie van het onderbeen. Daarnaast geeft de spier anteflexie en adductie van het bovenbeen.

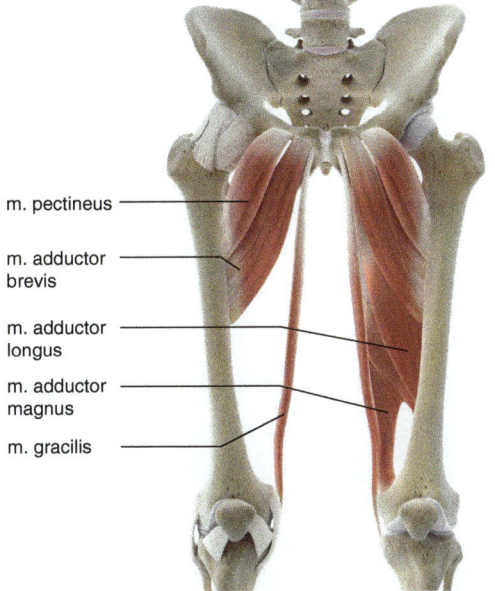

Figuur 2.1
Ventraal aanzicht.

Origo: ontspringt van de ramus inferior van het os pubis.
  Insertie: insereert mediaal van de tuberositas tibiae in de pes anserinus superficialis.
  Innervatie: n. obturatorius (L2-L4).

M. sartorius (fig. 2.2)

Functie: flexie van het been en endorotatie van het onderbeen. Daarnaast geeft de spier anteflexie, abductie en exorotatie van het bovenbeen.
  Origo: ontspringt van de spina iliaca anterior superior.
  Insertie: insereert mediaal van de tuberositas tibiae in de pes anserinus superficialis.
  Innervatie: n. femoralis (L2-L4).

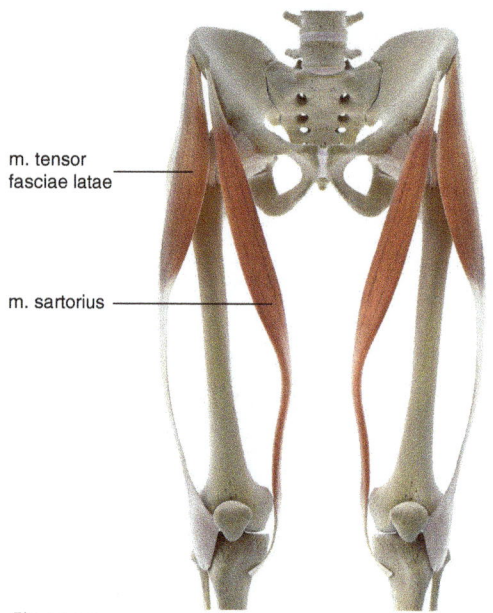

Figuur 2.2
Ventraal aanzicht.

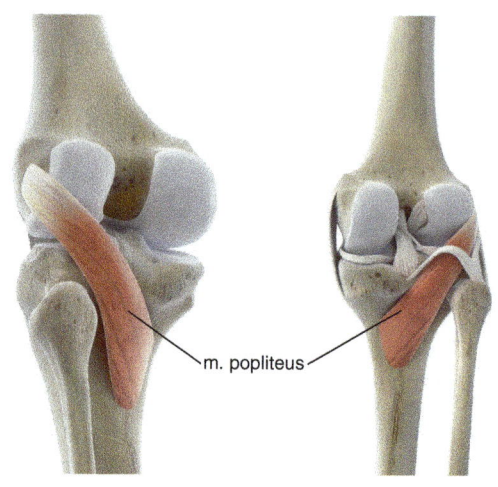

Figuur 2.3
Links: dorsolateraal aanzicht.
Rechts: dorsaal aanzicht.

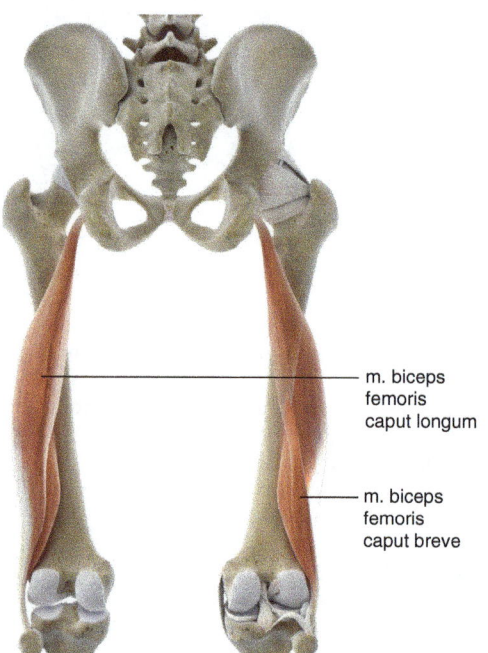

Figuur 2.4
Dorsaal aanzicht.

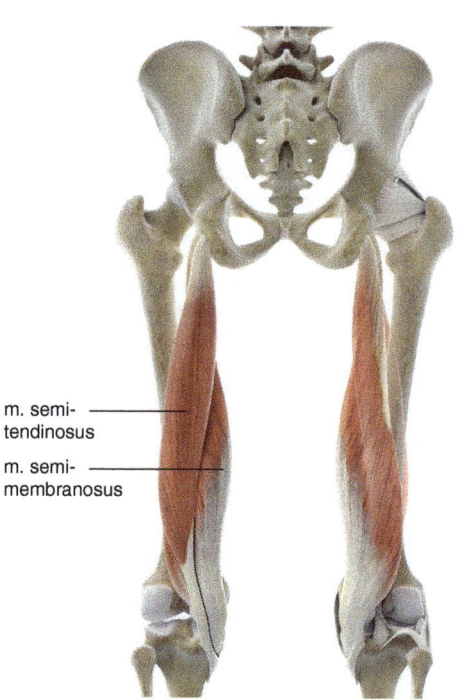

Figuur 2.5
Dorsaal aanzicht.

M. popliteus (fig. 2.3)

Functie: flexie van het been en endorotatie van het onderbeen.
Origo: ontspringt van de epicondylus lateralis, de achterzijden van het kapsel en van de meniscus lateralis van het kniegewricht.
Insertie: insereert aan de facies posterior van de tibia.
Innervatie: n. tibialis (L4-S1).

De m. popliteus is alleen actief bij de aanzet van de flexiebeweging en bij ongeveer 90°-flexie van de knie.

M. biceps femoris (fig. 2.4)

Functie: flexie van het been en exorotatie van het onderbeen. Daarnaast geeft de spier retroflexie van het bovenbeen.
Origo: ontspringt van het tuber ischiadicum.
Insertie: insereert aan het caput fibulae.
Innervatie:
– *caput longum*: n. tibialis (L5-S2);
– *caput breve*: n. peroneus communis (L5-S2).

M. semitendinosus (fig. 2.5)

Functie: flexie van het been en endorotatie van het onderbeen. Daarnaast geeft de spier retroflexie van het bovenbeen.
Origo: ontspringt van het tuber ischiadicum van het os ischii.
Insertie: insereert aan de facies medialis van de tibia in de pes anserinus superficialis.
Innervatie: n. tibialis (L5-S2).

M. semimembranosus (fig. 2.5)

Functie: flexie van het been en endorotatie van het onderbeen. Daarnaast geeft de spier retroflexie van het bovenbeen.
Origo: ontspringt van het tuber ischiadicum van het os ischii.
Insertie: insereert aan de condylus medialis van de tibia in de pes anserinus profundus.
Innervatie: n. tibialis (L5-S2).

M. gastrocnemius (synergist) (fig. 2.6)

Functie: flexie van het been. Plantairflexie en inversie van de voet.
Origo:
– *caput mediale*: ontspringt van de epicondylus medialis femoris;

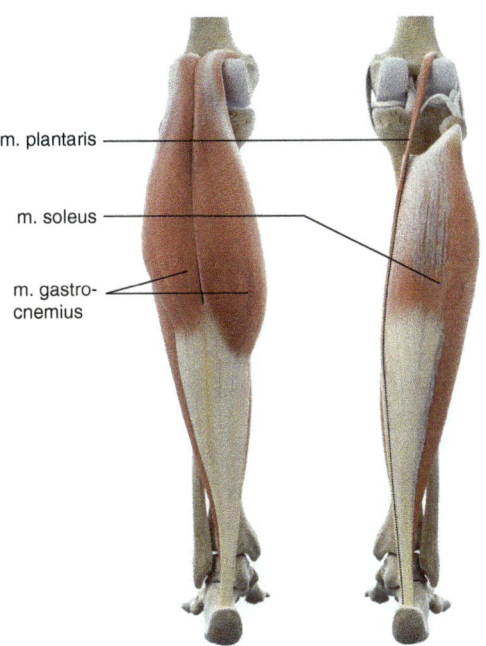

Figuur 2.6
Dorsaal aanzicht.

– *caput laterale*: ontspringt van de epicondylus lateralis femoris.

Insertie: insereert via de achillespees aan het tuber calcanei.
Innervatie: n. tibialis (S1-S2).

De m. gastrocnemius is alleen actief bij een flexiebeweging van de knie wanneer deze met kracht of tegen een weerstand in wordt uitgevoerd.

M. plantaris (synergist) (fig. 2.6)

Functie: flexie van het been. Plantairflexie en inversie van de voet.
Origo: ontspringt proximaal van het caput laterale van de m. gastrocnemius.
Insertie: insereert mediaal van het tuber calcanei.
Innervatie: n. tibialis (S1-S2).

De m. plantaris is alleen actief bij een flexiebeweging van de knie wanneer deze met kracht wordt uitgevoerd of tegen weerstand in wordt uitgevoerd.

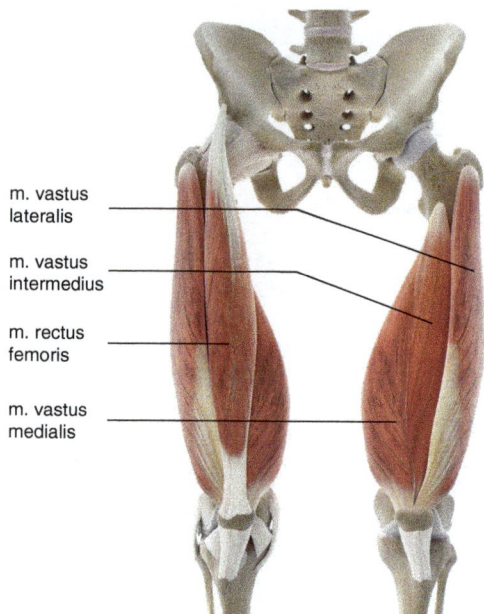

- m. vastus lateralis
- m. vastus intermedius
- m. rectus femoris
- m. vastus medialis

Figuur 2.7
Ventraal aanzicht.

2.2 Extensoren

Er is één spier die extensie geeft van de knie. Deze wordt hier kort beschreven.

De m. quadriceps femoris is de extensor van de knie en bestaat uit vier delen:

M. vastus intermedius. (fig. 2.7)

Functie: extensie van het been.
  Origo: ontspringt van de voorzijde van de femurschacht.
  Insertie: insereert via het lig. patellae aan de tuberositas tibiae.
  Innervatie : n. femoralis (L2-L4).

M. vastus lateralis (fig. 2.7)

Functie: extensie van het been.
  Origo: ontspringt van de labium laterale van de linea aspera van het femur en van het laterale deel van de trochanter major.
  Insertie: insereert via het lig. patellae aan de tuberositas tibiae.
  Innervatie: n. femoralis (L2-L4).

M. vastus medialis (fig. 2.7)

Functie: extensie van het been.
  Origo: ontspringt van het labium mediale van de linea aspera van het femur en van het distale deel van de linea intertrochanterica.
  Insertie: insereert via het lig. patellae aan de tuberositas tibiae.
  Innervatie: n. femoralis (L2-L4).

M. rectus femoris (fig. 2.7)

Functie: extensie van het been en anteflexie van het bovenbeen.
  Origo: ontspringt van de spina iliaca anterior inferior en van de bovenrand van het acetabulum van het bekken.
  Insertie: insereert via het lig. patellae aan de tuberositas tibiae.
  Innervatie: n. femoralis (L2-L4).

2.3 Exorotatie

Er is één spier die exorotatie geeft in het kniegewricht. Deze wordt hier kort beschreven.

M. biceps femoris (fig. 2.4)

Functie: exorotatie van het onderbeen en flexie van het been. Daarnaast geeft de spier retroflexie van het bovenbeen.
  Origo: ontspringt van het tuber ischiadicum.
  Insertie: insereert aan het caput fibulae.
  Innervatie:
- *caput longum*: n. tibialis (L5-S2).
- *caput breve*: n. peroneus communis (L5-S2).

2.4 Endorotatie

Er zijn vijf spieren die endorotatie geven in het kniegewricht. Ze worden hier kort beschreven.

M. semitendinosus (fig. 2.5)

Functie: endorotatie van het onderbeen en flexie van het been. Daarnaast geeft de spier retroflexie van het been.
  Origo: ontspringt van het tuber ischiadicum van het os ischii.

Insertie: insereert aan de facies medialis van de tibia in de pes anserinus superficialis.
Innervatie: n. tibialis (L5-S2).

M. semimembranosus (fig. 2.5)

Functie: endorotatie van het onderbeen en flexie van het been. Daarnaast geeft de spier retroflexie van het bovenbeen.
Origo: ontspringt van het tuber ischiadicum van het os ischii.
Insertie: insereert aan de condylus medialis van de tibia in de pes anserinus profundus.
Innervatie: n. tibialis (L5-S2).

M. sartorius (fig. 2.2)

Functie: endorotatie van het onderbeen en flexie van het been. Daarnaast geeft de spier anteflexie, abductie en exorotatie van het bovenbeen.
Origo: ontspringt van de spina iliaca anterior superior.
Insertie: insereert mediaal van de tuberositas tibiae in de pes anserinus superficialis.
Innervatie: n. femoralis (L2-L4).

M. gracilis (fig. 2.1)

Functie: endorotatie van het onderbeen en flexie van het been. Daarnaast geeft de spier anteflexie en adductie van het bovenbeen.
Origo: ontspringt van de ramus inferior van het os pubis.
Insertie: insereert mediaal van de tuberositas tibiae in de pes anserinus superficialis.
Innervatie: n. obturatorius (L2-L4).

M. popliteus (fig. 2.3)

Functie: endorotatie van het onderbeen en flexie van het been.
Origo: ontspringt van de epicondylus lateralis, de achterzijden van het kapsel en van de meniscus lateralis van het kniegewricht.
Insertie: insereert aan de facies posterior van de tibia.
Innervatie: n. tibialis (L4-S1).

De m. popliteus is alleen actief bij de aanzet van de flexiebeweging en bij ongeveer 90°-flexie van de knie.

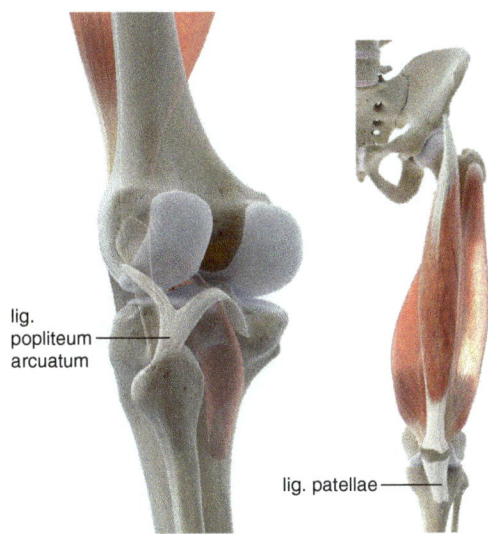

Figuur 2.8
Links: lateraal aanzicht.
Rechts: ventraal aanzicht.

2.5 Menisci

De menisci zijn halvemaanvormig en bestaan uit vezelig kraakbeen. De bovenzijden van de menisci staan in verbinding met het femur en de onderzijden met de tibia condylen. De mediale meniscus is minder beweeglijk doordat de aanhechtingsplaats op het tibiaplateau groter is ten opzichte van de laterale meniscus en doordat de mediale meniscus vastzit aan het lig. collaterale tibiale.

Verplaatsingen van de menisci bij flexie, extensie en rotatie (zie figuur 2.12):
– Bij een flexiebeweging verplaatst het contactpunt van het femur en de tibia naar dorsaal op het tibiaplateau, de menisci volgen deze beweging.
– Bij een extensiebeweging verplaatst het contactpunt van het femur en de tibia naar ventraal op het tibiaplateau, de menisci volgen deze beweging.
– Bij een endorotatie van de tibia ten opzichte van het femur schuift de laterale meniscus naar dorsaal en de mediale meniscus naar ventraal.
– Bij een exorotatie van de tibia ten opzichte van het femur schuift de mediale meniscus naar dorsaal en de laterale meniscus naar ventraal.

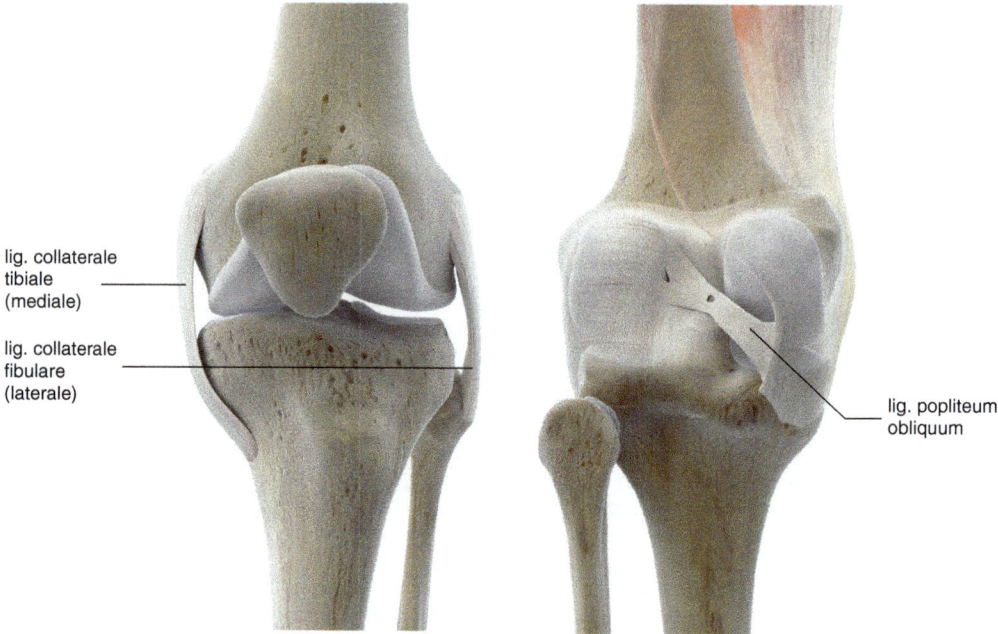

Figuur 2.9
Ventraal aanzicht.

Figuur 2.10
Dorsaal aanzicht.

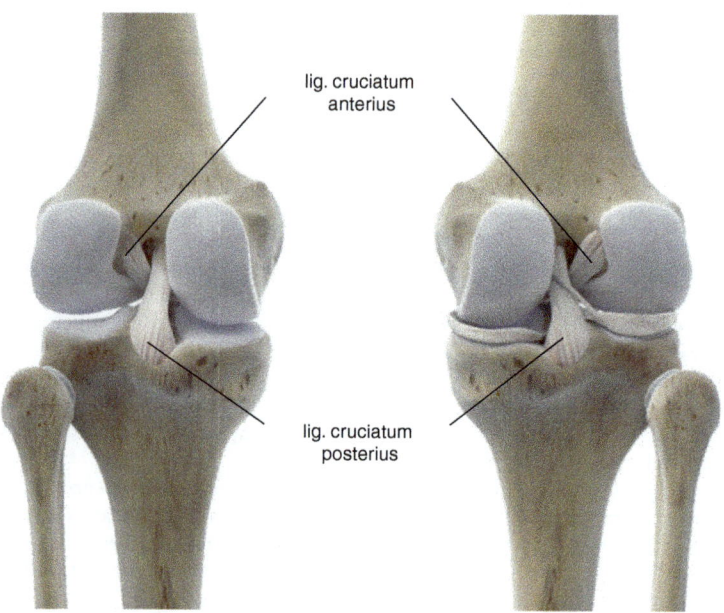

Figuur 2.11
Dorsaal aanzicht.

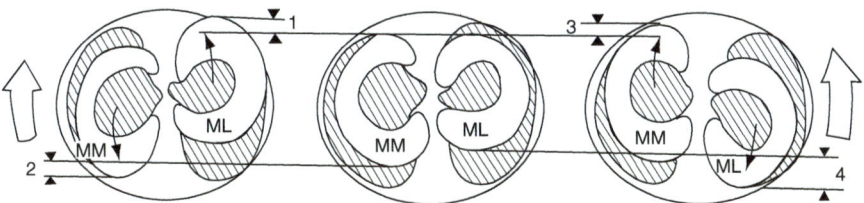

Figuur 2.12
Bovenaanzicht tibiaplateau (boven = ventraal; links = mediaal) (Kapandji, 2009).

Linker afbeelding geeft exorotatie tibia ten opzichte van het femur weer. Middelste afbeelding is de neutrale stand. Rechter afbeelding geeft endorotatie tibia ten opzichte van het femur weer.
MM = meniscus medialis; ML = meniscus lateralis

2.6 Ligamenten van de knie

Hierna worden de belangrijkste ligamenten van de knie beschreven.

Extra-articulaire ligamenten:

Lig. patellae (fig. 2.8)

Functie: zorgt voor de voor- en achterwaartse stabiliteit van de knie. Bij een gestrekte knie voorkomt het ligament dat de tibia ten opzichte van het femur naar achteren transleert.
Loopt van de patella naar de tuberositas tibiae.

Lig. collaterale fibulare (laterale) (fig. 2.9)

Functie: verhindert adductie van het onderbeen. In strek- en exorotatiestand van de knie is het ligament gespannen.
Loopt van de epicondylus lateralis van het femur naar het caput fibulae.

Lig. collaterale tibiale (mediale) (fig. 2.9)

Functie: verhindert abductie van het onderbeen. In strek- en exorotatiestand van de knie is het ligament gespannen.
Loopt van de epicondylus medialis femoris naar het proximale uiteinde van de tibia en hecht zich ongeveer 7-8 cm. onder het tibiaplateau aan bij de facies medialis tibiae.

Lig. popliteum obliquum (fig. 2.10)

Functie: versterkt de dorsale zijde van het kniegewricht. Verhindert hyperextensie.
Dit ligament is een onderdeel van de pees van de m. semimembranosus en straalt in laterale en proximale richting uit in het kniekapsel.

Lig. popliteum arcuatum (fig. 2.8)

Functie: versterkt de dorsale zijde van het kniegewricht. Verhindert hyperextensie.
Loopt vanaf het kopje van de fibula en hecht oppervlakkig aan bij de pees van de m. popliteus.

Intra-articulaire ligamenten:

Lig. cruciatum anterius (voorste kruisband) (fig. 2.11)

Functie: remt hyperextensie en endorotatie van het onderbeen. Voorkomt dat het onderbeen ten opzichte van het bovenbeen naar voren transleert. Voorkomt een translatie van het bovenbeen naar achteren.
Loopt van de binnenzijde van de condylus lateralis femoris naar de area intercondylaris anterior van de tibia.

Lig. cruciatum posterius (achterste kruisband) (fig. 2.11)

Functie: remt hyperextensie en endorotatie van het onderbeen. Voorkomt dat het onderbeen ten opzichte van het bovenbeen naar achteren transleert. Voorkomt een translatie van het bovenbeen naar voren.
Loopt van de laterale zijde van de binnenzijde

van de condylus medialis femoris naar de area intercondylaris posterior van de tibia.

2.7 Schema

In het volgende schema staan de bewegingen van de knie met de daarbij behorende musculatuur.

Functie	Musculatuur
Flexoren	M. gracilis
	M. sartorius
	M. popliteus
	M. biceps femoris
	M. semitendinosus
	M. semimembranosus
	M. gastrocnemius
	M. plantaris
Extensoren	M. vastus intermedius*
	M. vastus lateralis*
	M. vastus medialis*
	M. rectus femoris*
	(*samen: M. quadriceps femoris)
Exorotatoren	M. biceps femoris
Endorotatoren	M. semitendinosus
	M. semimembranosus
	M. sartorius
	M. gracilis
	M. popliteus

3 Anatomie van de enkel, de voet en de tenen

De enkel bestaat uit het bovenste en onderste spronggewricht. Het bovenste spronggewricht of art. talocruralis wordt gevormd door de talus en de distale uiteinden van de tibia en de fibula. Het onderste spronggewricht kan worden onderverdeeld in twee gewrichten, namelijk de art. subtalaris en de art. talocalcaneonavicularis. Deze gewrichten worden gevormd door de talus die articuleert met de calcaneus en het os naviculare.

Het bovenste spronggewricht kan beschreven worden als een scharniergewricht (art. trochoginglymus). Het gewricht heeft de volgende as met de daarbij behorende bewegingen:
– maximale dorsaalflexie: 20°;
– maximale plantairflexie: 45°.

As	Vlak	Beweging
transversaal	sagittaal	dorsaalflexie/plantairflexie

In het onderste spronggewricht vinden de bewegingen inversie en eversie plaats, om een schuine as:
– maximale inversie: 20°;
– maximale eversie: 10°.

Aan de achtervoet kunnen onder andere de volgende twee gewrichten onderscheiden worden:
– art. tarsi transversa, die gevormd wordt door de art. calcaneocuboidea en de art. talonavicularis. Dit gewricht staat ook bekend als het gewricht van Chopart.
– artt. tarsometatarsales, die gevormd worden door de ossa cuneiformia mediale, intermedium en laterale en het os cuboideum. Deze vormen samen met de ossa metatarsalia een beweeglijke verbinding. Dit gewricht staat ook bekend als het gewricht van Lisfranc.

In de beschreven gewrichten vinden de volgende bewegingen plaats met de daarbij bebehorende uitslagen:
– maximale pronatie: 20°;
– maximale supinatie: 40°.

Aan de tenen kunnen de volgende gewrichten met de daarbij behorende bewegingen onderscheiden worden:
In de artt. metatarsosphalangeae (MP-gewrichten) van de 2^e-5^e teen vinden de volgende bewegingen plaats:
– flexie: 40°;
– extensie: 40°.

In de art. metatarsophalangea (MP-gewricht) van de grote teen vinden de volgende bewegingen plaats:
– flexie: 45°;
– extensie: 70°.

In de artt. interphalangeae proximales (PIP-gewrichten) van de 2^e-5^e teen vinden de volgende bewegingen plaats:
– flexie: 35°;
– extensie: 0°.

In de artt. interphalangeae distales (DIP-gewrichten) vinden de volgende bewegingen plaats:
– flexie: 60°;
– extensie: 30°.

In de art. interphalangea (IP-gewricht) van de grote teen vinden de volgende bewegingen plaats:
– flexie: 80°;
– extensie: 0°.

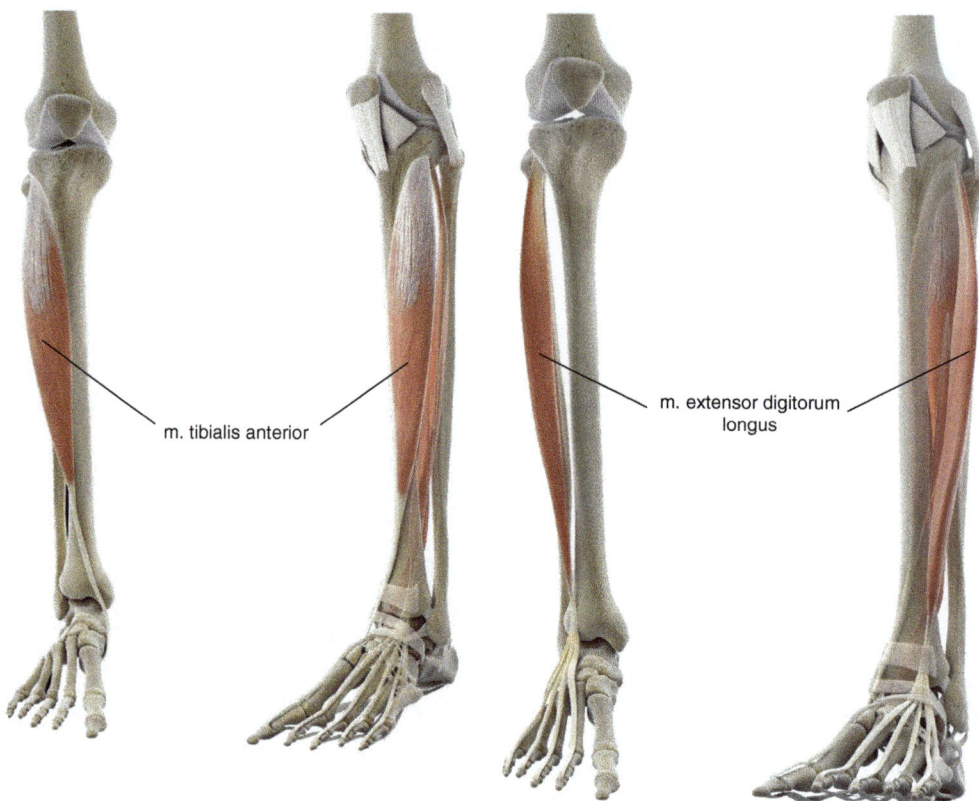

Figuur 3.1
Ventraal aanzicht.

Figuur 3.2
Ventraal aanzicht.

3.1 Dorsaalflexie

Er zijn drie spieren die dorsaalflexie geven van de voet. Ze worden hier kort beschreven.

M. tibialis anterior (fig. 3.1)

Functie: dorsaalflexie en inversie van de voet.
  Origo: ontspringt van de facies lateralis van de tibia, van de membrana interossea cruris en van de fascia cruris superficialis.
  Insertie: insereert aan de mediale en plantaire zijden van het os cuneiforme mediale en mediaal van de basis van het os metatarsale I.
  Innervatie: n. peroneus profundus (L4-L5).

M. extensor digitorum longus (fig. 3.2)

Functie: dorsaalflexie en eversie van de voet. Daarnaast geeft de spier een strekking in de MP-gewrichten en de PIP- en DIP-gewrichten van de 2^e-5^e teen.
  Origo: ontspringt van de condylus lateralis van de tibia, van het caput fibulae, van de margo anterior fibulae en van de membrana interossea cruris.
  Insertie: via vier pezen straalt de spier uit in de dorsale aponeurosen van de 2^e teen en aan de basis van de distale falanx van de 2^e-5^e teen. Soms is er sprake van een extra pees naar os metatarsale 5. Dit deel van de spier wordt dan m. peroneus tertius genoemd.
  Innervatie: n. peroneus profundus (L4-S1).

3 Anatomie van de enkel, de voet en de tenen

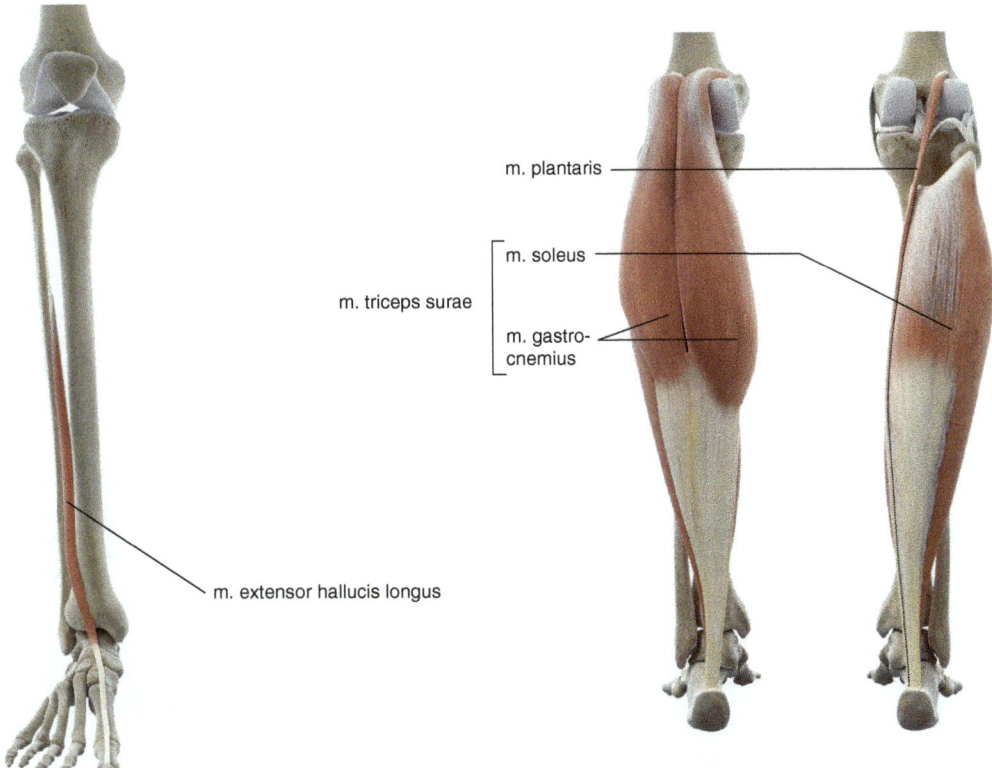

Figuur 3.3
Ventraal aanzicht.

Figuur 3.4
Dorsaal aanzicht.

M. extensor hallucis longus (fig. 3.3)

Functie: dorsaalflexie van de voet. Daarnaast geeft de spier strekking in het MP- en IP-gewricht van de grote teen.

Origo: ontspringt van het middelste deel van de facies medialis van de fibula en van de membrana interossea.

Insertie: insereert aan de dorsale aponeurose van de grote teen.

Innervatie: n. peroneus profundus (L5-S1).

3.2 Plantairflexie

Er zijn zeven spieren die plantairflexie geven van de voet. Ze worden hier kort beschreven.

M. triceps surae (fig. 3.4)

Functie: plantairflexie en inversie van de voet. Daarnaast geeft de m. gastrocnemius een buiging van het been.

Origo:
– *m. gastrocnemius* ontspringt met het caput mediale van de epicondylus medialis van het femur en met het caput laterale van de epicondylus lateralis van het femur;
– *m. soleus* ontspringt van het caput en van het collum van de fibula, van de arcus tendineus en van de linea m. solei van de tibia.

Insertie: via de achillespees aan het tuber calcanei.
Innervatie: n. tibialis (S1-S2).

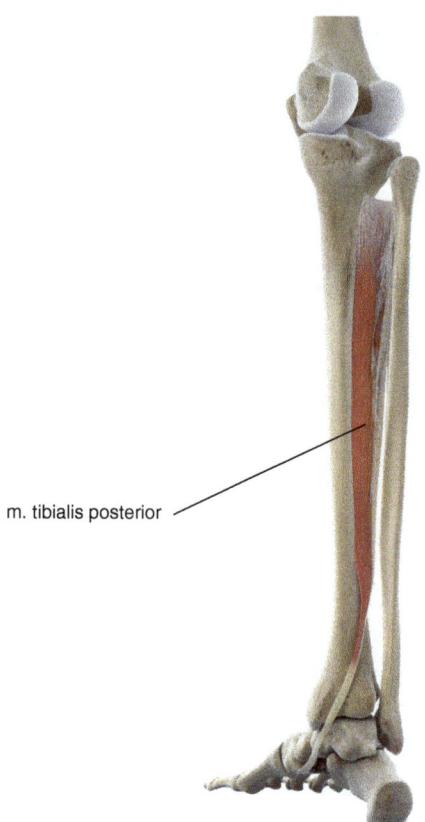

Figuur 3.5
Dorsomediaal aanzicht.

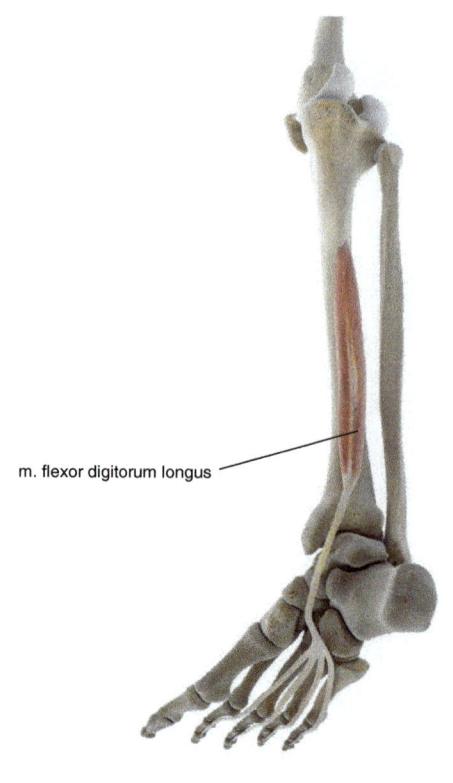

Figuur 3.6
Dorsaal aanzicht en onderaanzicht.

M. plantaris (fig. 3.4)

Functie: plantairflexie en inversie van de voet. Daarnaast geeft de spier een buiging van het been.
 Origo: ontspringt proximaal van het caput laterale van de m. gastrocnemius.
 Insertie: insereert mediaal van het tuber calcanei.
 Innervatie: n. tibialis (S1-S2).

M. tibialis posterior (fig. 3.5)

Functie: plantairflexie en inversie van de voet.
 Origo: ontspringt van de membrana interossea cruris en van de randen van de tibia en de fibula.
 Insertie: insereert aan de tuberositas van het os naviculare, aan het ossa cuneiformia mediale, intermedium en laterale.
 Innervatie: n. tibialis (L4-S1).

M. flexor digitorum longus (fig. 3.6)

Functie: plantairflexie en inversie van de voet. Daarnaast geeft de spier buiging in de MP-gewrichten en de proximale en distale IP-gewrichten van de 2^e-5^e teen.
 Origo: ontspringt van het middelste deel van de facies posterior van de tibia.
 Insertie: insereert aan de plantaire zijden van de bases van de distale falangen van de 2^e-5^e teen.
 Innervatie: n. tibialis (L5-S2).

M. flexor hallucis longus (fig. 3.7)

Functie: plantairflexie en inversie van de voet. Daarnaast geeft de spier een buiging in het MP- en IP- gewricht van de grote teen.
 Origo: ontspringt van de facies posterior van de fibula en van de membrana interossea cruris.

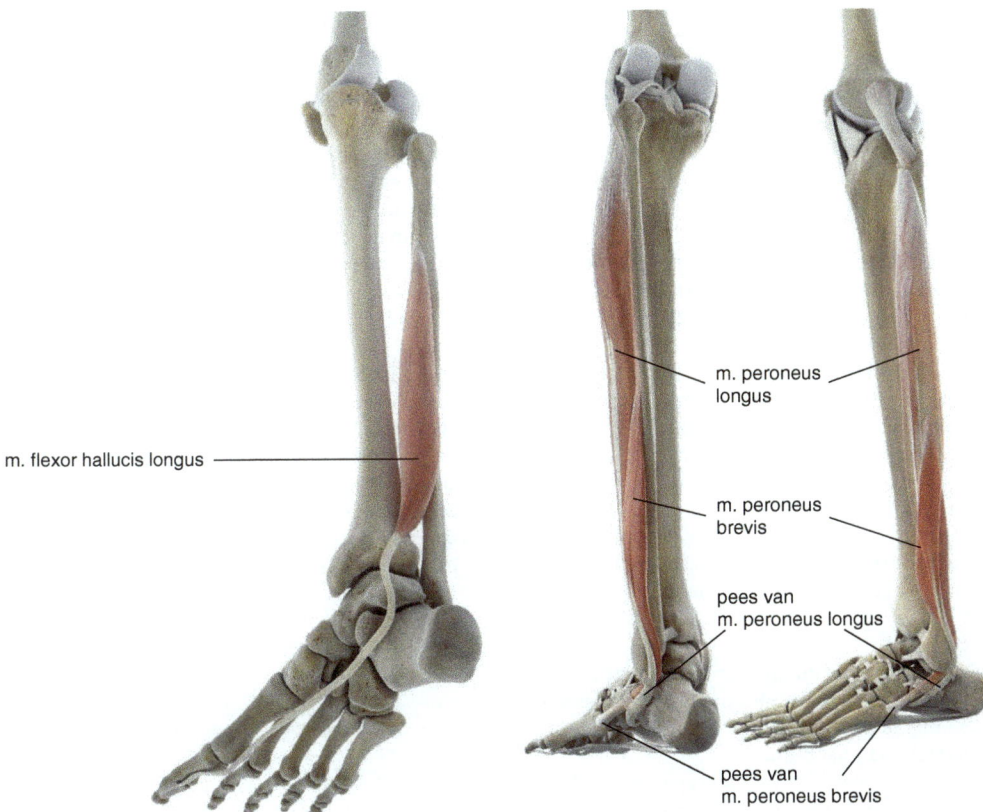

Figuur 3.7
Dorsaal aanzicht en onderaanzicht.

Figuur 3.8
Linkeronderbeen, dorsolateraal aanzicht.

Insertie: insereert aan de plantaire zijde van de basis van de distale falanx van de grote teen.
    Innervatie: n. tibialis (L5-S2).

M. peroneus longus[1] (fig. 3.8)

Functie: plantairflexie en eversie van de voet.
    Origo: ontspringt van het caput fibulae, van de facies lateralis fibulae en gedeeltelijk van de septa intermuscularia.
    Insertie: insereert aan de plantaire zijde van het os cuneiforme mediale en aan de tuberositas van het os metatarsale I.
    Innervatie: n. peroneus superficialis (L5-S1).

M. peroneus brevis[1] (fig. 3.8)

Functie: plantairflexie en eversie van de voet.
    Origo: ontspringt van de facies lateralis van de fibula en gedeeltelijk van de septa intermuscularia.
    Insertie: insereert aan de tuberositas van het os metatarsale V.
    Innervatie: n. peroneus superficialis (L5-S1).

---

1   *In plaats van m. peroneus wordt de spier ook wel m. fibularis genoemd.*

3.3 Inversie

> Er zijn zes spieren die zorgen voor inversie van de voet. Ze worden hier kort beschreven.

M. tibialis anterior (fig. 3.1)

Functie: inversie en dorsaalflexie van de voet.
Origo: ontspringt van de facies lateralis van de tibia, van de membrana interossea cruris en van de fascia cruris superficialis.
Insertie: insereert aan de mediale en plantaire zijden van het os cuneiforme mediale en mediaal van de basis van het os metatarsale I.
Innervatie: n. peroneus profundus (L4-L5).

M. triceps surae (fig. 3.4)

Functie: inversie en plantairflexie van de voet. Daarnaast geeft de m. gastrocnemius buiging van het been.
Origo:
– *m. gastrocnemius* ontspringt met het caput mediale van de epicondylus medialis van het femur en met het caput laterale van de epicondylus lateralis van het femur;
– *m. soleus* ontspringt van het caput en van het collum van de fibula, van de arcus tendineus en van de linea m. solei van de tibia.
Insertie: via de achillespees aan het tuber calcanei.
Innervatie: n. tibialis (S1-S2).

M. plantaris (fig.3.4)

Functie: inversie en plantairflexie van de voet. Daarnaast geeft de spier een buiging van het been.
Origo: ontspringt proximaal van het caput laterale van de m. gastrocnemius.
Insertie: insereert mediaal van het tuber calcanei.
Innervatie: n. tibialis (S1-S2).

M. tibialis posterior (fig. 3.5)

Functie: inversie en plantairflexie van de voet.
Origo: ontspringt van de membrana interossea cruris en van de randen van de tibia en de fibula.
Insertie: insereert aan de tuberositas van het os naviculare, aan het ossa cuneiformia mediale, intermedium en laterale.
Innervatie: n. tibialis (L4-S1).

M. flexor digitorum longus (fig. 3.6)

Functie: inversie en plantairflexie van de voet. Daarnaast geeft de spier een buiging in het MP- en IP- gewricht van de grote teen.
Origo: ontspringt van het middelste deel van de facies posterior van de tibia.
Insertie: insereert aan de plantaire zijden van de bases van de distale falangen van de 2^e-5^e teen.
Innervatie: n. tibialis (L5-S2).

M. flexor hallucis longus (fig. 3.7)

Functie: inversie en plantairflexie van de voet. Daarnaast geeft de spier een buiging in het MP- en IP- gewricht van de grote teen.
Origo: ontspringt van de facies posterior van de fibula en van de membrana interossea cruris.
Insertie: insereert aan de plantaire zijde van de basis van de distale falanx van de grote teen.
Innervatie: n. tibialis (L5-S2).

3.4 Eversie

> Er zijn drie spieren die zorgen voor eversie van de voet. Ze worden hier kort beschreven.

M. peroneus longus (fig. 3.8)

Functie: eversie en plantairflexie van de voet.
Origo: ontspringt van het caput fibulae, van de facies lateralis fibulae en gedeeltelijk van de septa intermuscularia.
Insertie: insereert aan de plantaire zijde van het os cuneiforme mediale en aan de tuberositas van het os metatarsale I.
Innervatie: n. peroneus superficialis (L5-S1).

M. peroneus brevis (fig. 3.8)

Functie: eversie en plantairflexie van de voet.
Origo: ontspringt van de facies lateralis van de fibula en gedeeltelijk van de septa intermuscularia.
Insertie: insereert aan de tuberositas van het os metatarsale V.
Innervatie: n. peroneus superficialis (L5-S1).

M. extensor digitorum longus (fig. 3.2)

Functie: eversie en dorsaalflexie van de voet. Daarnaast geeft de spier een strekking in de MP-gewrichten en de PIP- en DIP-gewrichten van de 2^e-5^e teen.

3 Anatomie van de enkel, de voet en de tenen

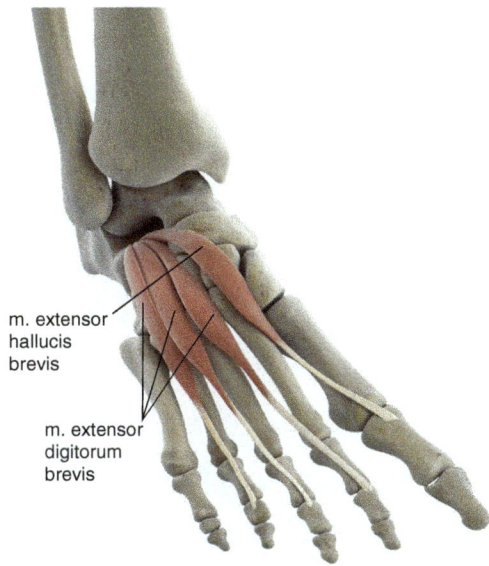

Figuur 3.9
Plantair aanzicht.

Origo: ontspringt van de condylus lateralis van de tibia, van het caput fibulae, van de margo anterior fibulae en van de membrana interossea cruris.
Insertie: via vier pezen straalt de spier uit in de dorsale aponeurosen van de 2^e teen en aan de basis van de distale falanx van de 2^e-5^e teen. Soms is er sprake van een extra pees naar os metatarsale 5. Dit deel van de spier wordt dan m. peroneus tertius genoemd.
Innervatie: n. peroneus profundus (L4-S1).

3.5 Dorsaalflexie van de tenen

Er zijn vier spieren die zorgen voor dorsaalflexie van de tenen. Ze worden hier kort beschreven.

M. extensor hallucis longus (fig. 3.3)

Functie: strekking in het MP-gewricht en het IP-gewricht van de grote teen. Daarnaast geeft de spier dorsaalflexie van de voet.
Origo: ontspringt van het middelste deel van de facies medialis van de fibula en van de membrana interossea.
Insertie: loopt uit in de dorsale aponeurose van de grote teen.
Innervatie: n. peroneus profundus (L5-S1).

M. extensor hallucis brevis (fig. 3.9)

Functie: strekking in het MP-gewricht van de grote teen.
Origo: ontspringt van de dorsale zijde van de calcaneus.
Insertie: loopt uit in de aponeurose van de grote teen en aan de dorsale zijde van de basis van de proximale falanx van de grote teen.
Innervatie: n. peroneus profundus (L5-S1).

M. extensor digitorum longus (fig. 3.2)

Functie: strekking in de MP-gewrichten en de PIP- en DIP-gewrichten van de 2^e-5^e teen. Daarnaast geeft de spier dorsaalflexie en eversie van de voet.
Origo: ontspringt van de condylus lateralis van de tibia, van de caput fibulae, margo anterior fibulae en van de membrana interossea cruris.
Insertie: via vier pezen straalt de spier uit in de dorsale aponeurosen van de 2^e teen en aan de basis van de distale falanx van de 2^e-5^e teen. Soms is er sprake van een extra pees naar os metatarsale 5. Dit deel van de spier wordt dan m. peroneus tertius genoemd.
Innervatie: n. peroneus profundus (L5-S1).

M. extensor digitorum brevis (fig. 3.9)

Functie: strekking in de MP-gewrichten en de DIP- en PIP-gewrichten van de 2^e-4^e teen.
Origo: ontspringt van de dorsale zijde van de calcaneus.
Insertie: loopt uit in de dorsale aponeurose van de 2^e-4^e teen. Soms is er sprake van een extra pees naar os metatarsale 5. Dit deel van de spier wordt dan m. peroneus tertius genoemd.
Innervatie: n. peroneus profundus (L5-S1).

3.6 Plantairflexie van de tenen

Er zijn twaalf spieren die zorgen voor plantairflexie van de tenen. Ze worden hier kort beschreven.

M. flexor digitorum brevis (fig. 3.10)

Functie: buiging in de MP-gewrichten en de PIP-gewrichten van de 2^e-5^e teen.
Origo: ontspringt van de processus medialis van het tuber calcanei en van de aponeurosis plantaris.

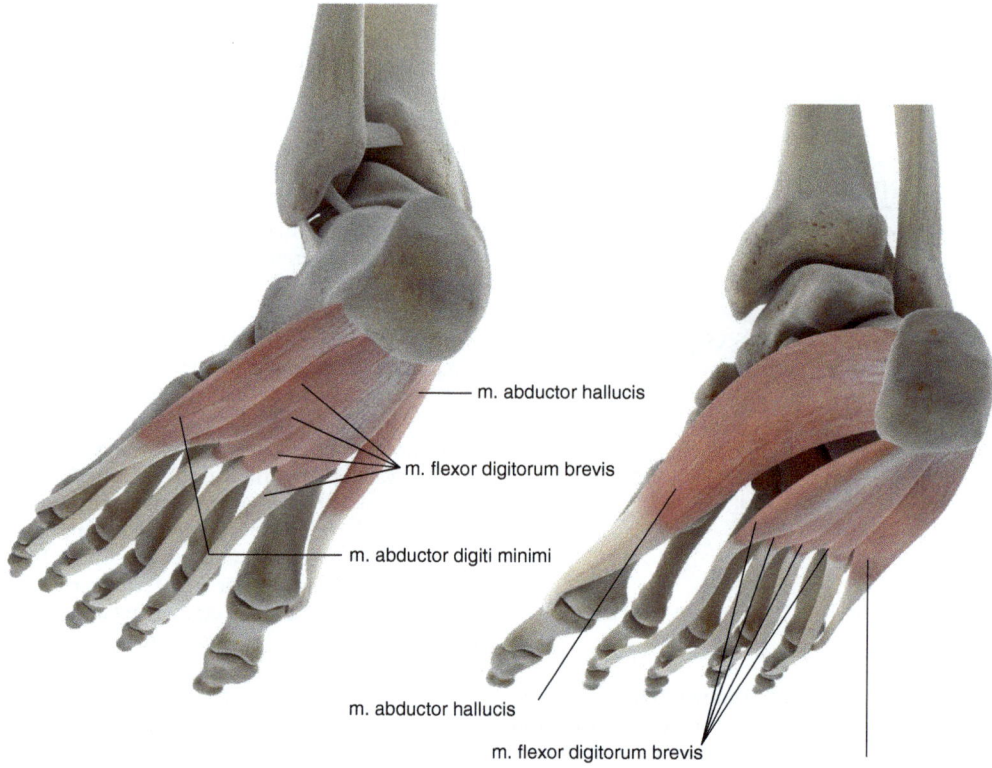

Figuur 3.10
Onderaanzicht.

Insertie: insereert aan de zijkanten van de middelste falangen van de 2^e-5^e teen.
Innervatie: n. plantaris medialis (L5-S1).

M. flexor digitorum longus (fig. 3.6)

Functie: buiging in het MP- en IP-gewricht van de grote teen. Daarnaast geeft de spier inversie en plantairflexie van de voet.
Origo: ontspringt van het middelste deel van de facies posterior van de tibia.
Insertie: insereert aan de plantaire zijden van de bases van de distale falangen van de 2^e-5^e teen.
Innervatie: n. tibialis (L5-S2).

M. quadratus plantae (fig. 3.11)

Functie: buiging in de MP-gewrichten en de PIP- en DIP-gewrichten van de 2^e-5^e teen.
Origo: ontspringt van de plantaire zijde van het tuber calcanei.

Insertie: insereert lateraal aan de rand van de pees van de m. flexor digitorium longus.
Innervatie: n. plantaris lateralis (S1-S2).

Mm. lumbricales I-IV (fig. 3.11); dit zijn vier kleine spieren

Functie: buiging in de MP-gewrichten van de 2^e-5^e teen en zorgt voor het sluiten van gespreide tenen.
Origo: ontspringt van de mediale randen van de m. flexor digitorum longus.
Insertie: insereert aan dorsale aponeurosen van de 2^e-5^e teen.
Innervatie:
– mm. lumbricales I en II door de n. plantaris medialis (S1-S2);
– mm. lumbricales III en IV door de n. plantaris lateralis (S1-S2).

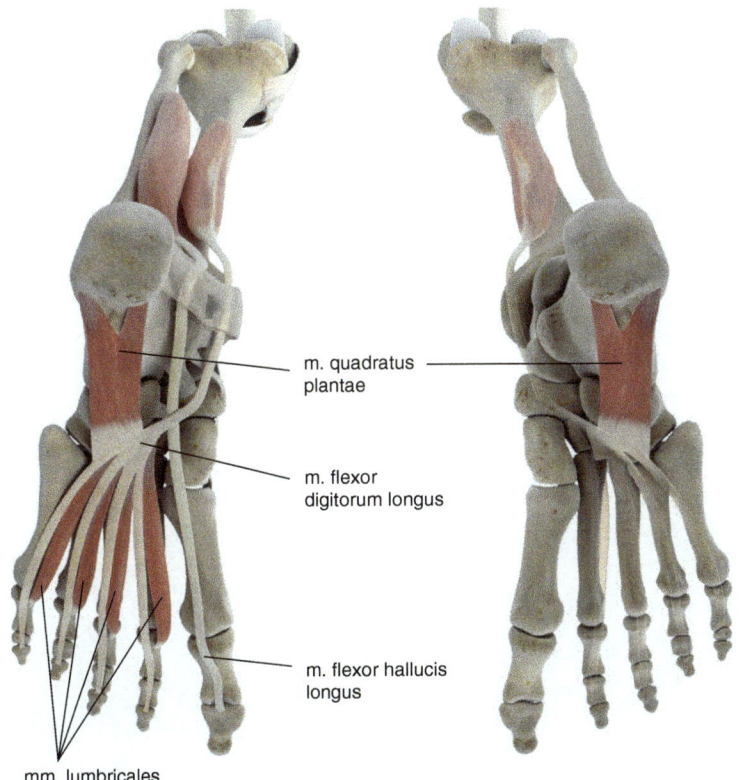

Figuur 3.11
Dorsaal aanzicht en onderaanzicht.

Mm. interossei plantares I-III (fig. 3.12); dit zijn drie kleine spieren

Functie: buiging in de MP-gewrichten van de 3e-5e teen en het sluiten van gespreide tenen.
Origo: ontspringt van de mediale zijden van de ossa metatarsalia III-V.
Insertie: insereert aan de mediale zijden van de bases van de proximale falangen van de 3e-5e teen en van de dorsale aponeurosen van de 3e-5e teen.
Innervatie: n. plantaris lateralis (S1-S2).

Mm. interossei dorsales I-IV (fig. 3.13); dit zijn vier kleine spieren

Functie: buiging in de MP-gewrichten van de 2e-4e teen. De eerste spier geeft een abductie naar mediaal van de 2e teen, de overige drie spieren geven een abductie naar lateraal van de 2e-4e teen. De tenen worden gespreid.
Origo: ontspringt van de naar elkaar gekeerde zijden van de ossa metatarsalia I-V.
Insertie: insereert met de eerste spier aan de mediale basis van de 2e proximale falanx. Insereert met de tweede tot en met de vierde spier van de laterale basis van de 2e-4e proximale falanx.
Innervatie: n. plantaris lateralis (S1-S2).

M. abductor hallucis (fig. 3.10)

Functie: buiging en een abductie naar mediaal in het MP-gewricht van de grote teen.
Origo: ontspringt van de processus medialis van het tuber calcanei en van de plantaire aponeurose.
Insertie: insereert via het mediale sesambeen aan de basis van de proximale falanx van de grote teen.
Innervatie: n. plantaris medialis (L5-S1).

M. flexor hallucis brevis (fig. 3.14)

Functie: buiging in het MP-gewricht van de grote teen. De mediale spierbuik geeft een abductie naar mediaal en de laterale spierbuik geeft een abductie naar lateraal in het MP-gewricht in de grote teen.

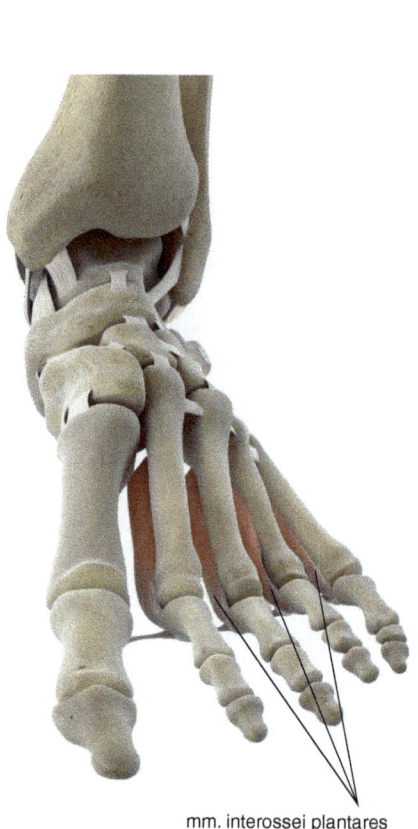

mm. interossei plantares

Figuur 3.12
Bovenaanzicht.

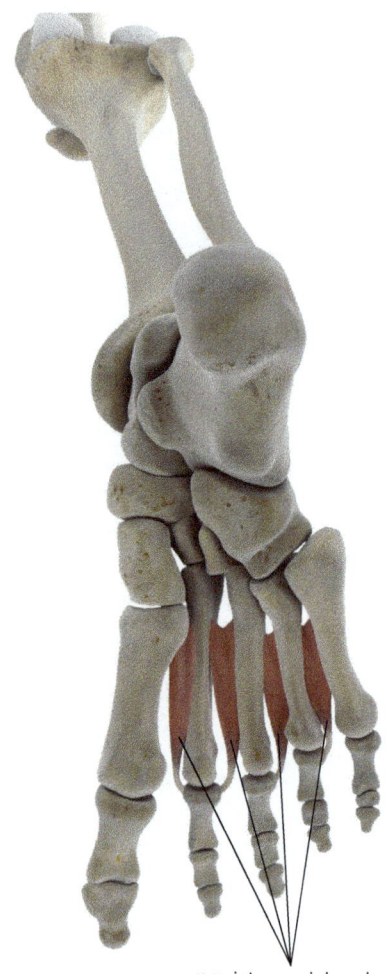

mm. interossei dorsales

Figuur 3.13
Onderaanzicht.

Origo: ontspringt van de plantaire zijden van de ossa cuneiformia mediale en intermedium en van het lig. calcaneocuboideum.

Insertie: het caput mediale insereert via het mediale sesambeen aan de basis van de proximale falanx van de grote teen. Het caput laterale insereert aan het laterale sesambeen en aan de basis van de proximale falanx van de grote teen.

Innervatie:
- de mediale spierbuik door de n. plantaris medialis (L5-S1);
- de laterale spierbuik door de n. plantaris lateralis (S1-S2).

M. flexor hallucis longus (fig. 3.7)

Functie: buiging in het MP- en IP-gewricht van de grote teen. Daarnaast geeft de spier inversie en plantairflexie van de voet.

Origo: ontspringt van de facies posterior van de fibula en van de membrana interossea cruris.

Insertie: insereert aan de plantaire zijde van de basis van de distale falanx van de grote teen.

Innervatie: n. tibialis (L5-S2).

3 Anatomie van de enkel, de voet en de tenen

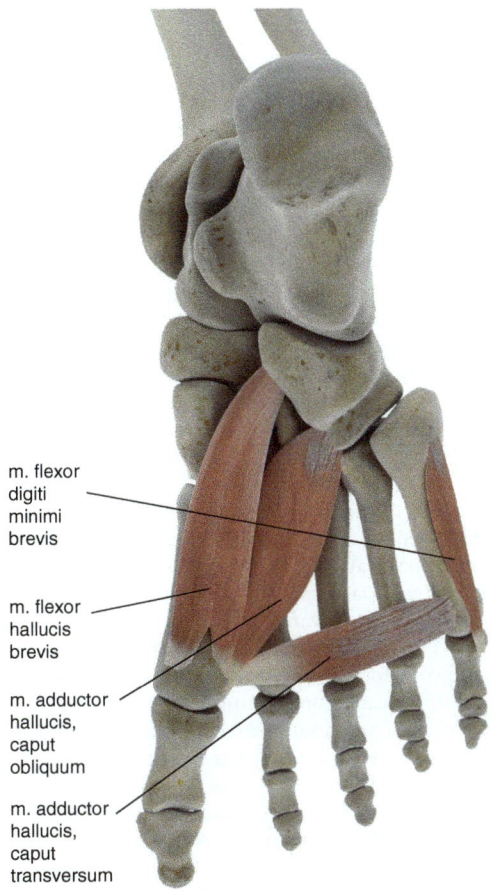

m. flexor digiti minimi brevis

m. flexor hallucis brevis

m. adductor hallucis, caput obliquum

m. adductor hallucis, caput transversum

Figuur 3.14
Onderaanzicht.

M. adductor hallucis (fig. 3.14)

Functie: buiging en een adductie in het MP-gewricht van de grote teen.
Origo:
- *caput obliquum*: ontspringt van de bases van de ossa metatarsalia II-IV, van het os cuboideum en van het os cuneiforme laterale.
- *caput transversum*: ontspringt van het lig. metatarsale transversum profundum.

Insertie: insereert aan het laterale sesambeen aan de basis van de proximale falanx van de grote teen.
Innervatie: n. plantaris lateralis (S1-S2).

M. abductor digiti minimi (fig. 3.10)

Functie: buiging en een abductie in het MP-gewricht van de kleine teen.
Origo: ontspringt van de processus lateralis van het tuber calcanei.
Insertie: insereert aan de tuberositas van het os metatarsale V en aan de basis van de proximale falanx van de kleine teen.
Innervatie: n. plantaris lateralis (S1-S2).

M. flexor digiti minimi brevis (fig. 3.14)

Functie: buiging in het MP-gewricht van de kleine teen.
Origo: ontspringt van de basis van het os metatarsale V en van het lig. plantare longum.
Insertie: insereert aan de plantaire zijde van de basis van de proximale falanx van de kleine teen.
Innervatie: n. plantaris lateralis (S1-S2).

3.7 Sluiten van de tenen (ten opzichte van de tweede teen)

Er zijn vier spieren die zorgen voor het sluiten van de tenen. Ze worden hier kort beschreven.

Mm. lumbricales I-IV (fig. 3.11); dit zijn vier kleine spieren

Functie: sluiten van de tenen en een buiging in de MP-gewrichten van de 2^e-5^e teen.
Origo: ontspringt van de mediale randen van de m. flexor digitorum longus.
Insertie: insereert aan dorsale aponeurosen van de 2^e-5^e teen.
Innervatie:
- *mm. lumbricales I en II* door de n. plantaris medialis (S1-S2);
- *mm. lumbricales III en IV* door de n. plantaris lateralis (S1-S2).

Mm. interossei plantares I-III (fig. 3.12); dit zijn drie kleine spieren

Functie: het sluiten van gespreide tenen en een buiging in de MP-gewrichten van de 3^e-5^e teen.
Origo: ontspringt van de mediale zijden van de ossa metatarsalia III-V.
Insertie: insereert aan de mediale zijden van de bases van de proximale falangen van de 3^e-5^e teen en van de dorsale aponeurosen van de 3^e-5^e teen.
Innervatie: n. plantaris lateralis (S1-2).

M. adductor hallucis (fig. 3.14).

Functie: adductie en een buiging in het MP-gewricht van de grote teen.
Origo:
– *caput obliquum*: ontspringt van de bases van de ossa metatarsalia II-IV, van het os cuboideum en van het os cuneiforme laterale.
– *caput transversum*: ontspringt van het lig. metatarseum transversum profundum.

Insertie: insereert aan het laterale sesambeen aan de basis van de proximale falanx van de grote teen.
Innervatie: n. plantaris lateralis (S1-S2).

M. flexor hallucis brevis (fig. 3.14)

Functie: de mediale spierbuik geeft een abductie naar mediaal en de laterale spierbuik geeft een abductie naar lateraal in het MP-gewricht in de grote teen. Daarnaast geeft de spier buiging in het MP-gewricht van de grote teen.
Origo: ontspringt van de plantaire zijden van de ossa cuneiformia mediale, intermedium en van het lig. calcaneocuboideum.
Insertie: het caput mediale insereert via het mediale sesambeen aan de basis van de proximale falanx van de grote teen. Het caput laterale insereert aan het laterale sesambeen en aan de basis van de proximale falanx van de grote teen.
Innervatie:
– de mediale spierbuik door de n. plantaris medialis (L5-S1);
– de laterale spierbuik door de n. plantaris lateralis (S1-S2).

3.8 Spreiden van de tenen (ten opzichte van de tweede teen)

Er zijn vijf spieren die zorgen voor het spreiden van de tenen. Ze worden hier kort beschreven.

M. abductor digiti minimi (fig. 3.10)

Functie: abductie en een buiging in het MP-gewricht van de kleine teen.
Origo: ontspringt van de processus lateralis van het tuber calcanei.
Insertie: insereert aan de tuberositas van het os metatarsale V en aan de basis van de proximale falanx van de kleine teen.
Innervatie: n. plantaris lateralis (S1-S2).

Mm. interossei dorsales I-IV (fig. 3.13); dit zijn vier kleine spieren

Functie: de II-IV-spieren geven een abductie naar lateraal van de 2^e-4^e teen; De eerste spier geeft een abductie naar mediaal van de 2^e teen; de tenen worden gespreid. Daarnaast geeft de spier een buiging in de MP-gewrichten van de 2e-4e teen.
Origo: ontspringt van de naar elkaar gekeerde zijden van de ossa metatarsalia I-V.
Insertie: insereert met de eerste spier aan de mediale basis van de 2^e proximale falanx. Insereert met de tweede tot en met de vierde spier van de laterale basis van de 2^e-4^e proximale falanx.
Innervatie: n. plantaris lateralis (S1-S2).

M. flexor hallucis brevis (fig. 3.14)

Functie: de mediale spierbuik geeft een abductie naar mediaal en de laterale spierbuik geeft een abductie naar lateraal in het MP-gewricht van de grote teen. Daarnaast geeft de spier een buiging in het MP-gewricht van de grote teen.
Origo: ontspringt van de plantaire zijden van de ossa cuneiformia mediale en intermedium en van het lig. calcaneocuboideum.
Insertie: het caput mediale insereert via het mediale sesambeen aan de basis van de proximale falanx van de grote teen. Het caput laterale insereert aan het laterale sesambeen en aan de basis van de proximale falanx van de grote teen.
Innervatie:
– de mediale spierbuik door de n. plantaris medialis (L5-S1);
– de laterale spierbuik door de n. plantaris lateralis (S1-S2).

M. abductor hallucis (fig. 3.10)

Functie: abductie naar mediaal en een buiging in het MP-gewricht van de grote teen.
Origo: ontspringt van de processus medialis van het tuber calcanei en van de plantaire aponeurose.
Insertie: insereert via het mediale sesambeen aan de basis van de proximale falanx van de grote teen.
Innervatie: n. plantaris medialis (L5-S1).

Mm. lumbricales I-IV (fig. 3.11); dit zijn vier kleine spieren

Functie: abductie naar mediaal en een buiging in de MP-gewrichten van de 2^e-5^e teen.
Origo: ontspringt van de mediale randen van de m. flexor digitorum longus.

3 Anatomie van de enkel, de voet en de tenen

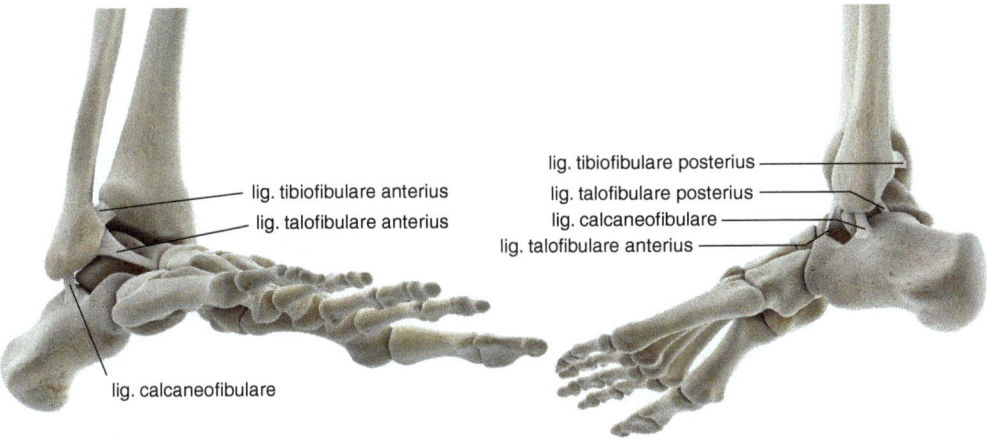

Figuur 3.15
Links: rechtervoet, lateraal aanzicht.
Rechts: linkervoet, lateraal aanzicht.

Insertie: insereert aan dorsale aponeurosen van de 2^e-5^e teen.
Innervatie:
- mm. lumbricales I en II door de n. plantaris medialis (S1-S2);
- mm. lumbricales III en IV door de n. plantaris lateralis (S1-S2).

3.9 Ligamenten van de enkel

We beschrijven hier de belangrijkste ligamenten van de enkel.

Lig. tibiofibulare anterius (fig. 3.15)

Functie: fixeert de tibia aan de fibula.
Loopt van het distale gedeelte van de tibia naar het distale gedeelte van de fibula.

Lig. tibiofibulare posterius (fig. 3.15)

Functie: fixeert de tibia aan de fibula.
Loopt van het distale gedeelte van de tibia naar het distale gedeelte van de fibula.

Mediale zijde van het bovenste spronggewricht:

Lig. deltoideum (fig. 3.16)

pars tibionavicularis:
- functie: remt de eversie;
- loopt van de onderrand van de mediale malleolus naar de mediale zijde van het os naviculare.

pars tibiotalaris anterior:
- functie: remt de eversie;
- loopt van de onderrand van de mediale malleolus naar het collum tali.

pars tibiocalcanea:
- functie: remt de eversie;
- loopt van de onderrand van de mediale malleolus en verbindt de malleolus met het sustentaculum tali.

pars tibiotalaris posterior:
- functie: remt de eversie;
- loopt van de onderrand van de mediale malleolus naar de mediale zijde van de talus.

Laterale zijde van het bovenste spronggewricht:

Lig. talofibulare anterius (fig. 3.15)

Functie: remt de inversie.
Loopt van het collum tali naar de voorzijde van de malleolus lateralis.

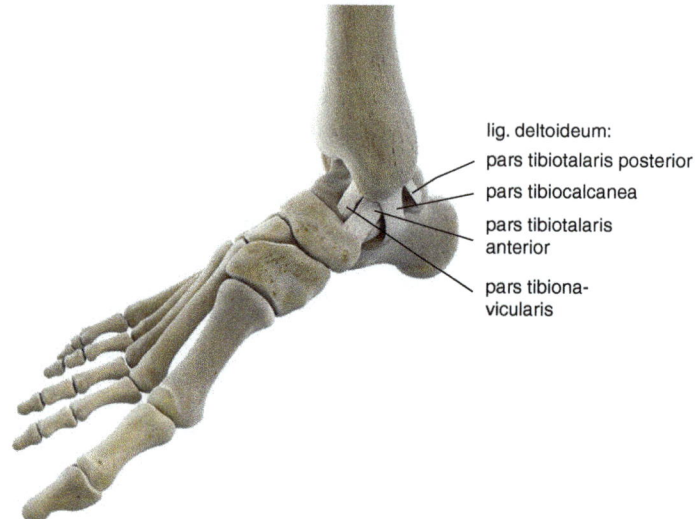

Figuur 3.16
Rechtervoet, mediaal aanzicht.

Lig. calcaneofibulare (fig. 3.15)

Functie: remt de inversie.
Loopt vanaf de onderrand van de malleolus lateralis naar de laterale zijde van de calcaneus.

Lig. talofibulare posterius (fig. 3.15)

Functie: remt de inversie.
Loopt van het tuberculum laterale van de processus posterior van de talus naar de fossa malleoli lateralis.

3.10 Schema bewegingen van de enkel en de voet

In het volgende schema staan de bewegingen van de enkel en de voet met de daarbij behorende musculatuur.

Functie	Musculatuur
Dorsaalflexie	M. tibialis anterior
	M. extensor digitorum longus
	M. extensor hallucis longus
Plantairflexie	M. triceps surae
	M. plantaris
	M. tibialis posterior
	M. flexor digitorum longus
	M. flexor hallucis longus
	M. peroneus longus
	M. peroneus brevis

3 Anatomie van de enkel, de voet en de tenen

Functie	Musculatuur
Inversie	M. tibialis anterior
	M. triceps surae
	M. plantaris
	M. tibialis posterior
	M. flexor digitorum longus
	M. flexor hallucis longus
Eversie	M. peroneus longus
	M. peroneus brevis
	M. extensor digitorum longus

3.11 Schema bewegingen van de tenen

In het volgende schema staan de bewegingen van de tenen met de daarbij behorende musculatuur (let op: geldt niet voor alle tenen, de specifieke beschrijving is eerder gegeven).

Functie	Musculatuur
Dorsaalflexie	M. extensor hallucis longus
	M. extensor hallucis brevis
	M. extensor digitorum longus
	M. extensor digitorum brevis
Plantairflexie	M. flexor digitorum brevis
	M. flexor digitorum longus
	M. quadratus plantae
	Mm. lumbricales I-IV

Functie	Musculatuur
	Mm. interossei plantares I-III
	Mm. interossei dorsales I-IV
	M. abductor hallucis
	M. flexor hallucis brevis
	M. flexor hallucis longus
	M. adductor hallucis
	M. abductor digiti minimi
	M. flexor digiti minimi brevis
Sluiten van de tenen (t.o.v. de tweede teen)	Mm. lumbricales I-IV
	Mm. interossei plantares I-III
	M. adductor hallucis
	M. flexor hallucis brevis
Spreiden van de tenen (t.o.v. de tweede teen)	M. abductor digiti minimi
	Mm. interossei dorsales I-IV
	M. flexor hallucis brevis
	M. abductor hallucis
	Mm. lumbricales I-IV

4 Anatomie van de schouder

Aan de schoudergordel kunnen drie anatomische gewrichten en twee functionele gewrichten onderscheiden worden. De anatomische gewrichten zijn art. humeri, art. sternoclavicularis en art. acromioclavicularis. De functionele gewrichten zijn het scapulothoracale glijvlak en het glijvlak tussen het schouderdak en de rotatorenmanchet dat door de bursae wordt gevormd.

Bewegingen van de arm worden vrijwel altijd met de gehele schoudergordel gemaakt. De bewegingsuitslag daarvan is groter dan die van de art. humeri alleen.

De volgende bewegingsuitslagen zijn in de schoudergordel (als geheel) mogelijk:
- maximale anteflexie: 170-180°;
- maximale retroflexie: 50-60°;
- maximale abductie: 160-180°;
- maximale adductie: 50-75°;
- maximale exorotatie: 80-90°;
- maximale endorotatie: 60-100°.

Art. humeri

Het schoudergewricht (art. humeri) is een kogelgewricht (art. spheroidea). Het caput van de humerus articuleert met de cavitas glenoidalis van de scapula. In het gewricht kan om drie assen bewogen worden.

As	Vlak	Beweging
transversaal	sagittaal	retroflexie/anteflexie
sagittaal	frontaal	abductie/adductie
longitudinaal	transversaal	exorotatie/endorotatie

De volgende bewegingsuitslagen in de art. humeri zijn mogelijk, uitgaande van een ontspannen symmetrische stand:
- maximale anteflexie: 60°;
- maximale retroflexie: 30°;
- maximale abductie: 70°;
- maximale adductie: 10°;
- maximale exorotatie: 70°;
- maximale endorotatie: 50°.

Art. sternoclavicularis (SC-gewricht)

De facies articularis sternalis van de clavicula articuleert met de incisura clavicularis van het manubrium sterni. De art. sternoclavicularis is functioneel gezien een kogelgewricht (niet wat betreft de anatomische vorm). De volgende bewegingsuitslagen zijn mogelijk:
- protractie: 30°;
- retractie: 30°;
- elevatie: 50°;
- depressie: 5°;
- rotatie om de lengteas, waarbij de voorzijde van de clavicula naar boven draait: 40°.

Art. acromioclavicularis (AC-gewricht)

De facies articularis acromialis van de clavicula articuleert met de facies articularis acromii van de scapula. De art. acromioclavicularis is functioneel gezien een kogelgewricht (niet wat betreft de anatomische vorm). Het SC-gewricht, AC-gewricht en het scapulothoracale glijvlak zijn bepalend voor de bewegingen van de scapula. De volgende bewegingen van de scapula zijn daarbij mogelijk:
- elevatie – detractie; de totale verplaatsing bedraagt 10-12 cm;
- protractie – retractie; de totale verplaatsing bedraagt 15 cm;
- laterorotatie – mediorotatie; de totale verplaatsing bedraagt 10 cm.

4.1 Anteflexie

Er zijn vier spieren die anteflexie geven in het schoudergewricht. Ze worden hier kort beschreven.

M. pectoralis major, pars clavicularis (fig. 4.1)

Functie: de pars clavicularis geeft anteflexie van de bovenarm. Daarnaast geeft de spier in zijn geheel endorotatie en adductie van de bovenarm, en is de spier een hulpademhalingsspier. Bovendien geeft de pars sternocostalis een protractie en de pars abdominalis een detractie van de schoudergordel.
Origo:
- *pars clavicularis*: ontspringt van de mediale helft van de clavicula;
- *pars sternocostalis*: ontspringt van het sternum en van het 2^e-6^e ribkraakbeen;
- *pars abdominalis*: ontspringt van de lamina anterior van de rectusschede.

Insertie: insereert aan de crista tuberculi majoris van de humerus.
Innervatie: nn. pectorales medialis en lateralis (C5-Th1).

M. deltoideus, pars clavicularis (fig. 4.2)

Functie: doordat de spier rondom het schoudergewricht ligt, kunnen delen van de spier een tegengestelde beweging veroorzaken doordat ze een andere ligging hebben ten opzichte van de bewegingsas. De pars clavicularis van de spier geeft een anteflexie, endorotatie en adductie van de bovenarm. De pars spinalis van de spier geeft een retroflexie, exorotatie en adductie van de bovenarm. Daarnaast geeft de pars acromialis een abductie van de bovenarm.
Origo:
- *pars clavicularis*: ontspringt lateraal van het derde deel van de clavicula;
- *pars acromialis*: ontspringt van het acromion;
- *pars spinalis*: ontspringt van de spina scapulae.

Insertie: insereert aan de tuberositas deltoidea van de humerus.
Innervatie: n. axillaris (C5-C6).

M. coracobrachialis (fig. 4.3)

Functie: anteflexie, adductie en endorotatie van de bovenarm.

Origo: ontspringt van de processus coracoideus van de scapula.
Insertie: insereert anterior-mediaal halverwege de humerus.
Innervatie: n. musculocutaneus (C6-C7).

M. biceps brachii caput longum en breve (fig. 4.4)

Functie: beide koppen geven anteflexie van de bovenarm, een buiging van de arm en een supinatie van de onderarm. Daarnaast geeft het caput longum een abductie en endorotatie van de bovenarm.
Origo:
- *caput longum*: ontspringt van het tuberculum supraglenoidale van de scapula;
- *caput breve*: ontspringt van de processus coracoideus van de scapula.

Insertie: insereert aan de tuberositas radii en aan de lacertus fibrosus.
Innervatie: n. musculocutaneus (C5-C7).

4.2 Retroflexie

Er zijn drie spieren die retroflexie geven in het schoudergewricht. Ze worden hier kort beschreven.

M. latissimus dorsi (fig. 4.5)

Functie: geeft een retroflexie, een endorotatie en een adductie van de bovenarm. De spier geeft een detractie van de schoudergordel en de bovenste vezels een retractie van de schoudergordel. Verder is het een hulpademhalingsspier.
Origo:
- *pars scapularis*: ontspringt van de angulus inferior;
- *pars vertebralis*: ontspringt van de processus spinosi van de Th7-Th12 en van de processus spinosi van alle lumbale wervels en van het os sacrum;
- *pars iliaca*: ontspringt van het dorsale deel van de crista iliaca.

Insertie: insereert aan de crista tuberculi minoris van de humerus.
Innervatie: n. thoracodorsalis (C6-C8).

4 Anatomie van de schouder

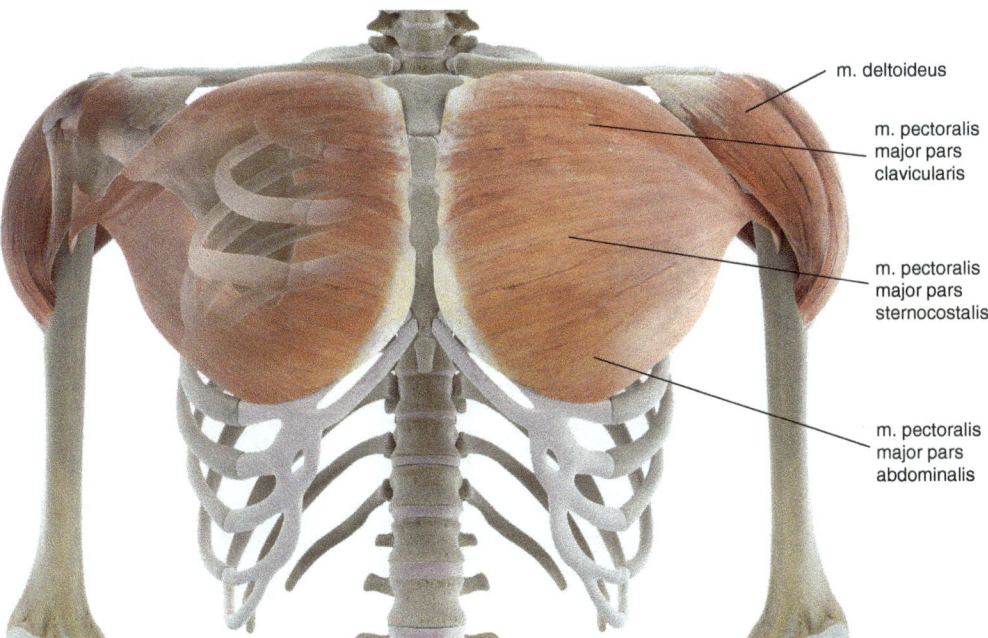

Figuur 4.1
Ventraal aanzicht.

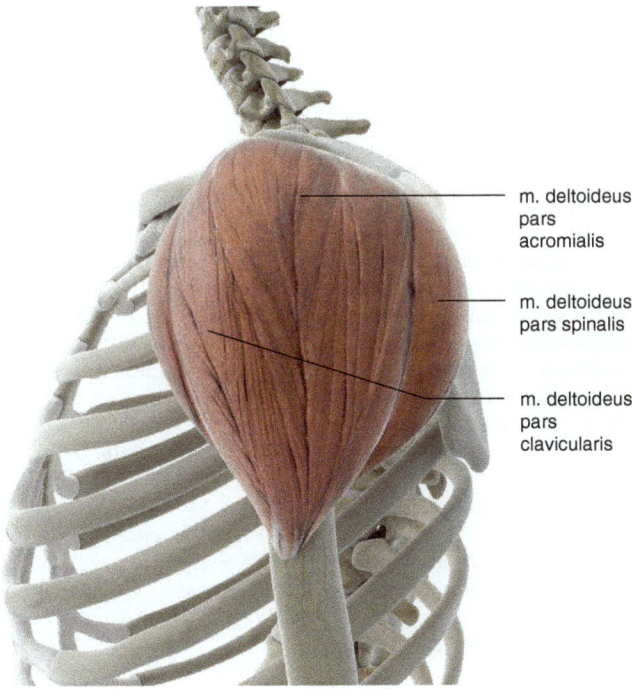

Figuur 4.2
Linkerarm, lateraal aanzicht.

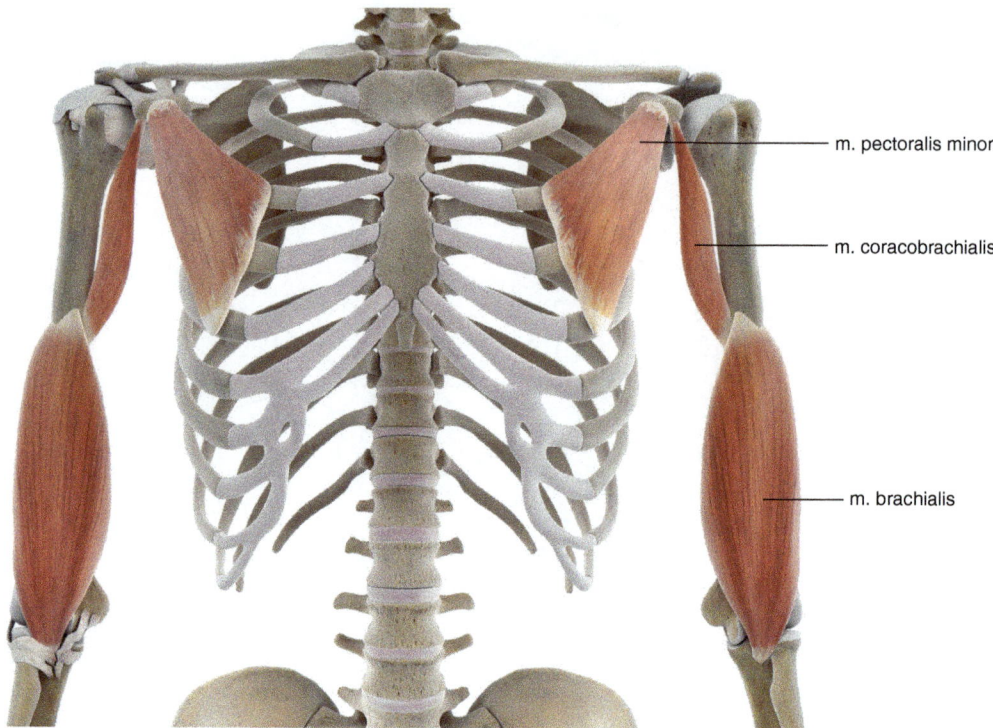

Figuur 4.3
Ventraal aanzicht.

M. deltoideus, pars spinalis (fig. 4.2)

Functie: doordat de spier rondom het schoudergewricht ligt, kunnen delen van de spier een tegengestelde beweging veroorzaken doordat ze een andere ligging hebben ten opzichte van de bewegingsas. De pars spinalis van de spier geeft een retroflexie, exorotatie en adductie van de bovenarm. De pars clavicularis van de spier geeft een anteflexie, endorotatie en adductie van de bovenarm. Daarnaast geeft de pars acromialis een abductie van de bovenarm.
Origo:
- *pars clavicularis*: ontspringt lateraal van het derde deel van de clavicula;
- *pars acromialis*: ontspringt van het acromion;
- *pars spinalis*: ontspringt van de spina scapulae.

Insertie: insereert aan de tuberositas deltoidea van de humerus.
Innervatie: n. axillaris (C5-C6).

M. teres major (synergist) (fig. 4.6)

Functie: retroflexie, endorotatie en adductie van de bovenarm.
Origo: ontspringt van de angulus inferior van de scapula.
Insertie: insereert aan de crista tuberculi minoris van de humerus.
Innervatie: n. thoracodorsalis (C6-C8).

4.3 Abductie

Er zijn drie spieren die abductie geven in het schoudergewricht. Ze worden hier kort beschreven.

M. deltoideus (fig. 4.2)

Functie: doordat de spier rondom het schoudergewricht ligt, kunnen delen van de spier een tegen-

4 Anatomie van de schouder

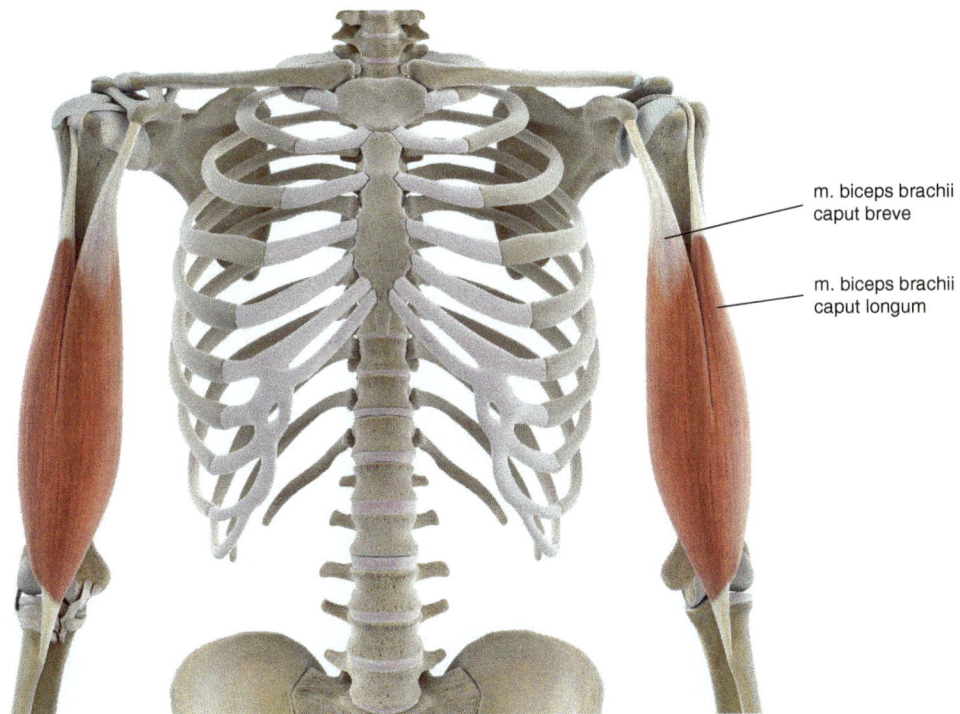

Figuur 4.4
Ventraal aanzicht.

gestelde beweging veroorzaken doordat ze een andere ligging hebben ten opzichte van de bewegingsas. De spier geeft een abductie van de bovenarm. De pars spinalis van de spier geeft een retroflexie, exorotatie en adductie van de bovenarm. De pars clavicularis van de spier geeft een anteflexie, endorotatie en adductie van de bovenarm.
  Origo:
- *pars clavicularis*: ontspringt lateraal van het derde deel van de clavicula;
- *pars acromialis*: ontspringt van het acromion;
- *pars spinalis*: ontspringt van de spina scapulae.

Insertie: insereert aan de tuberositas deltoidea van de humerus.
  Innervatie: n. axillaris (C5-C6).

M. supraspinatus (fig. 4.7)

Functie: abductie van de bovenarm.
  Origo: ontspringt van de fossa supraspinata van de scapula.
  Insertie: insereert aan het tuberculum majus van de humerus en aan het kapsel van het schoudergewricht.
  Innervatie: n. suprascapularis (C4-C6).

M. biceps brachii caput longum (fig. 4.4)

Functie: de caput longum geeft een abductie en endorotatie van de bovenarm. Beide koppen geven anteflexie van de bovenarm, een buiging van de arm en een supinatie van de onderarm.
  Origo:
- *caput longum*: ontspringt van het tuberculum supraglenoidale van de scapula;
- *caput breve*: ontspringt van de processus coracoideus van de scapula.

Insertie: insereert aan de tuberositas radii en aan de lacertus fibrosus.
  Innervatie: n. musculocutaneus (C5-C7).

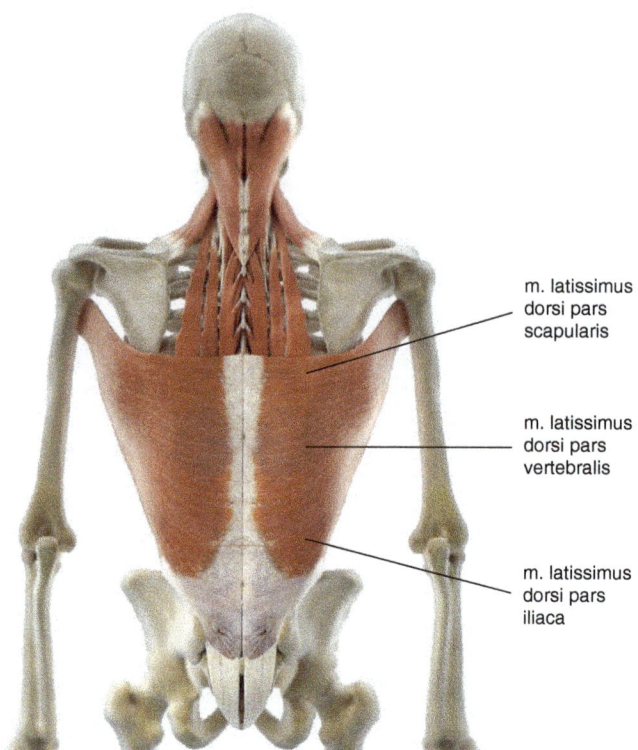

Figuur 4.5
Dorsaal aanzicht.

4.4 Adductie

Er zijn vijf spieren die adductie geven in het schoudergewricht. Ze worden hier kort beschreven.

M. pectoralis major (fig. 4.1)

Functie: de spier geeft in zijn geheel adductie en endorotatie van de bovenarm. Daarnaast is het een hulpademhalingsspier. De pars clavicularis geeft anteflexie van de bovenarm. Bovendien geeft de pars sternocostalis een protractie en de pars abdominalis een detractie van de schoudergordel.
 Origo:
– *pars clavicularis*: ontspringt van de mediale helft van de clavicula;
– *pars sternocostalis*: ontspringt van het sternum en van het 2^e-6^e ribkraakbeen;
– *pars abdominalis*: ontspringt van de lamina anterior van de rectusschede.

Insertie: insereert aan de crista tuberculi majoris van de humerus.
Innervatie: nn. pectorales medialis en lateralis (C5-Th1).

M. latissimus dorsi (fig. 4.5)

Functie: adductie, retroflexie en een endorotatie van de bovenarm. De spier geeft een detractie van de schoudergordel en de bovenste vezels een retractie van de schoudergordel. Verder is het een hulpademhalingsspier.
 Origo: ontspringt van de processus spinosi Th7-Th12, de fascia thoracolumbalis, het achterste deel van de crista iliaca, de achterzijden van de 9^e-12^e rib en van de angulus inferior.
Insertie: insereert aan de crista tuberculi minoris van de humerus.
Innervatie: n. thoracodorsalis (C6-C8).

4 Anatomie van de schouder

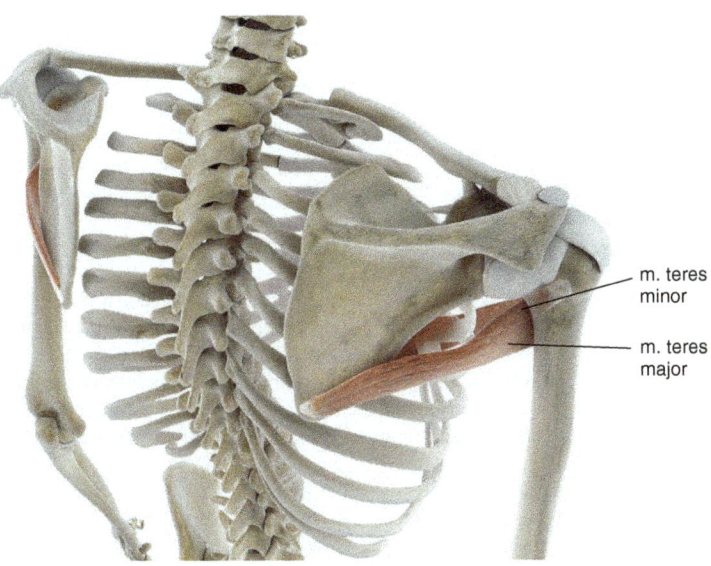

Figuur 4.6
Dorsaal aanzicht.

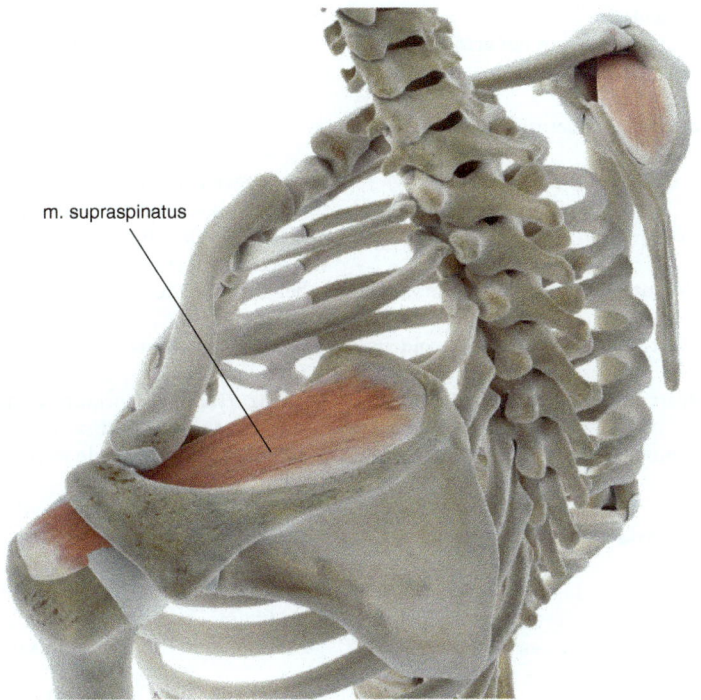

Figuur 4.7
Dorsaal aanzicht.

M. teres major (synergist) (fig. 4.6)

Functie: adductie, retroflexie en endorotatie van de bovenarm.
  Origo: ontspringt van de angulus inferior van de scapula.
  Insertie: insereert aan de crista tuberculi minoris van de humerus.
  Innervatie: n. thoracodorsalis(C6-C8).

M. deltoideus pars spinalis en pars clavicularis (fig. 4.2)

Functie: doordat de spier rondom het schoudergewricht ligt, kunnen delen van de spier een tegengestelde beweging veroorzaken doordat ze een andere ligging hebben ten opzichte van de bewegingsas. De pars spinalis van de spier geeft een adductie, exorotatie en retroflexie van de bovenarm. De pars clavicularis van de spier geeft een adductie, endorotatie en anteflexie van de bovenarm. Daarnaast geeft de spier een abductie van de bovenarm.
  Origo:
– *pars clavicularis*: ontspringt lateraal van het derde deel van de clavicula;
– *pars acromialis*: ontspringt van het acromion;
– *pars spinalis*: ontspringt van de spina scapulae.

Insertie: insereert aan de tuberositas deltoidea van de humerus.
  Innervatie: n. axillaris (C5-C6).

M. coracobrachialis (fig. 4.3)

Functie: adductie, anteflexie en endorotatie van de bovenarm.
  Origo: ontspringt van de processus coracoideus van de scapula.
  Insertie: insereert anterior-mediaal halverwege de humerus.
  Innervatie: n. musculocutaneus (C6-C7).

4.5 Endorotatie

> Er zijn zeven spieren die endorotatie geven in het schoudergewricht. Ze worden hier kort beschreven.

M. subscapularis (fig. 4.8)

Functie: endorotatie van de bovenarm.
  Origo: ontspringt van de fossa subscapularis van de scapula.
  Insertie: insereert aan het tuberculum minus.
  Innervatie: n. subscapularis (C5-C6).

M. pectoralis major (fig. 4.1)

Functie: de spier geeft in zijn geheel endorotatie en adductie van de bovenarm. Daarnaast is het een hulpademhalingsspier. De pars clavicularis geeft anteflexie van de bovenarm. Bovendien geeft de pars sternocostalis een protractie en de pars abdominalis een detractie van de schoudergordel.
  Origo:
– *pars clavicularis*: ontspringt van de mediale helft van de clavicula;
– *pars sternocostalis*: ontspringt van het sternum en van het 2^e-6^e ribkraakbeen;
– *pars abdominalis*: ontspringt van de lamina anterior van de rectusschede.

Insertie: insereert aan de crista tuberculi majoris van de humerus.
  Innervatie: nn. pectorales medialis en lateralis (C5-Th1).

M. latissimus dorsi (fig. 4.5)

Functie: geeft een retroflexie, een endorotatie en een adductie van de bovenarm. De spier geeft een detractie van de schoudergordel en de bovenste vezels een retractie van de schoudergordel. Verder is het een hulpademhalingsspier.
  Origo:
– *pars scapularis*: ontspringt van de angulus inferior;
– *pars vertebralis*: ontspringt van de processus spinosi van de Th7-Th12 en van de processus spinosi van alle lumbale wervels en van het os sacrum;
– *pars iliaca*: ontspringt van het dorsale deel van de crista iliaca.

Insertie: insereert aan de crista tuberculi minoris van de humerus.
  Innervatie: n. thoracodorsalis (C6-C8).

M. deltoideus, pars clavicularis (fig. 4.2)

Functie: doordat de spier rondom het schoudergewricht ligt, kunnen delen van de spier een tegengestelde beweging veroorzaken doordat ze een an-

4 Anatomie van de schouder

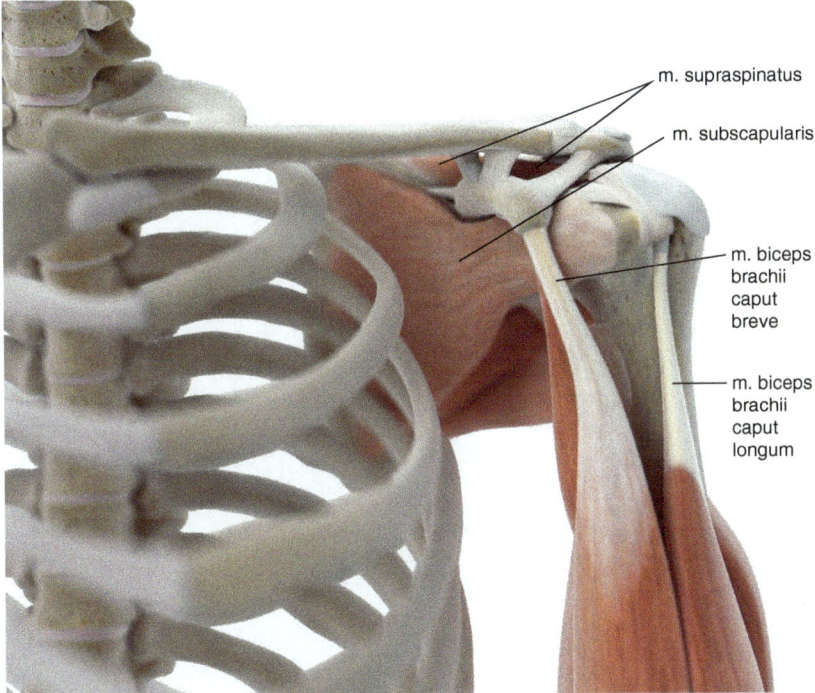

Figuur 4.8
Ventraal aanzicht.

dere ligging hebben ten opzichte van de bewegingsas. De pars clavicularis van de spier geeft een endorotatie, anteflexie en adductie van de bovenarm. De pars spinalis van de spier geeft een retroflexie, exorotatie en adductie van de bovenarm. De pars acromialis geeft een abductie van de bovenarm.
  Origo:
- *pars clavicularis*: ontspringt lateraal van het derde deel van de clavicula;
- *pars acromialis*: ontspringt van het acromion;
- *pars spinalis*: ontspringt van de spina scapulae.

Insertie: insereert aan de tuberositas deltoidea van de humerus.
  Innervatie: n. axillaris (C5-C6).

M. teres major (synergist) (fig.4.6)

Functie: endorotatie, adductie en retroflexie van de bovenarm.
  Origo: ontspringt van de angulus inferior van de scapula.

Insertie: insereert aan de crista tuberculi minoris van de humerus.
  Innervatie: n. thoracodorsalis (C6-C8).

M. coracobrachialis (fig. 4.3)

Functie: endorotatie, adductie en anteflexie van de bovenarm.
  Origo: ontspringt van de processus coracoideus van de scapula.
  Insertie: insereert anterior-mediaal halverwege de humerus.
  Innervatie: n. musculocutaneus (C6-C7).

M. biceps brachii caput longum (fig. 4.4)

Functie: het caput longum geeft een endorotatie en abductie van de bovenarm. Beide koppen geven anteflexie van de bovenarm, een buiging van de arm en een supinatie van de onderarm.
  Origo:
- *caput longum*: ontspringt van het tuberculum supraglenoidale van de scapula;

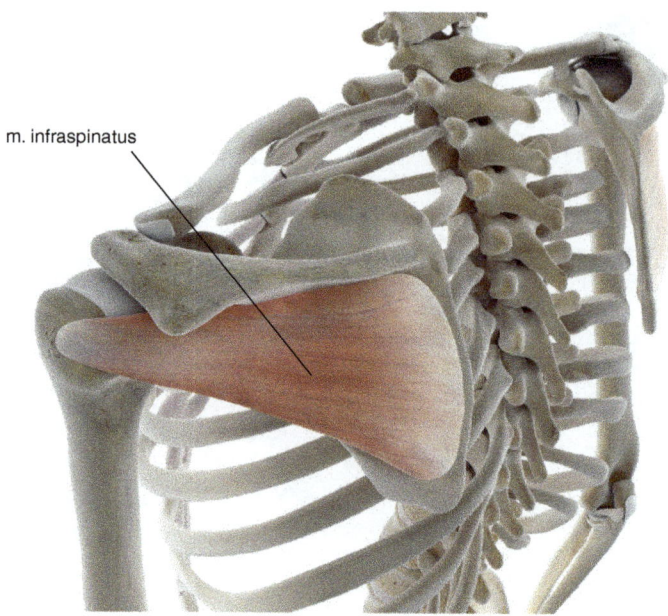

Figuur 4.9
Dorsaal aanzicht.

— *caput breve*: ontspringt van de processus coracoideus van de scapula.

Insertie: insereert aan de tuberositas radii en aan de lacertus fibrosus.
Innervatie: n. musculocutaneus (C5-C7).

4.6 Exorotatie

Er zijn drie spieren die exorotatie geven in het schoudergewricht. Ze worden hier kort beschreven.

M. infraspinatus (fig. 4.9)

Functie: exorotatie van de bovenarm.
Origo: ontspringt van de fossa infraspinata van de scapula.
Insertie: insereert aan het middelste deel van het tuberculum majus van de humerus en aan het kapsel van het schoudergewricht.
Innervatie: n. suprascapularis (C4-C6).

M. teres minor (fig. 4.10)

Functie: exorotatie van de bovenarm.
Origo: ontspringt van de margo lateralis van de scapula.
Insertie: insereert aan het onderste deel van het tuberculum majus van de humerus en aan het kapsel van het schoudergewricht.
Innervatie: n. axillaris (C5-C6).

M. deltoideus, pars spinalis (fig. 4.2)

Functie: doordat de spier rondom het schoudergewricht ligt, kunnen delen van de spier een tegengestelde beweging veroorzaken doordat ze een andere ligging hebben ten opzichte van de bewegingsas. De pars spinalis van de spier geeft een retroflexie, exorotatie en adductie van de bovenarm. De pars clavicularis van de spier geeft een anteflexie, endorotatie en adductie van de bovenarm. De pars acromialis geeft een abductie van de bovenarm.
Origo:
— *pars clavicularis*: ontspringt lateraal van het derde deel van de clavicula;
— *pars acromialis*: ontspringt van het acromion;
— *pars spinalis*: ontspringt van de spina scapulae.

4 Anatomie van de schouder

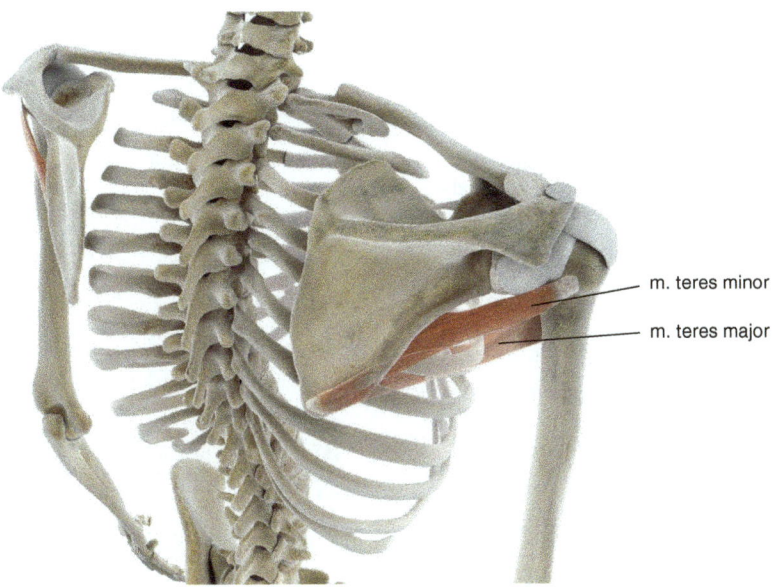

Figuur 4.10
Dorsaal aanzicht.

Insertie: insereert aan de tuberositas deltoidea van de humerus.
Innervatie: n. axillaris (C5-C6).

4.7 Elevatie

Er zijn drie spieren die elevatie van de scapula geven. Ze worden hier kort beschreven.

M. trapezius, pars descendens (fig. 4.11)

Functie: de pars descendens geeft een elevatie van de scapula. De pars transversa geeft een retractie en de pars ascendens een detractie van de scapula. Bovendien geven de pars descendens en de pars ascendens een laterorotatie van de scapula.
Origo:
– *pars descendens*: ontspringt van de linea nuchae superior, de protuberantia occipitalis externa en van het lig. nuchae van de processus spinosi van alle cervicale wervels;
– *pars transversa*: ontspringt van de processus spinosi C7-Th4;
– *pars ascendens*: ontspringt van de processus spinosi Th5-Th12.

Insertie: insereert aan het laterale deel van de clavicula, aan het acromion en aan de spina van de scapula.
Innervatie: n. accessorius en plexus cervicalis (C2-C4).

M. levator scapulae (fig. 4.12)

Functie: elevatie en mediorotatie van de scapula.
Origo: ontspringt van de processus transversi C1-C4.
Insertie: insereert aan de angulus superior en aan het bovenste deel van de margo medialis van de scapula.
Innervatie: n. dorsalis scapulae (C4-C5).

Mm. rhomboidei major en minor (fig. 4.13)

Functie: elevatie, retractie en mediorotatie van de scapula.
Origo:
– *minor*: ontspringt van de processus spinosi C6-C7;
– *major*: ontspringt van de processus spinosi Th1-Th4.

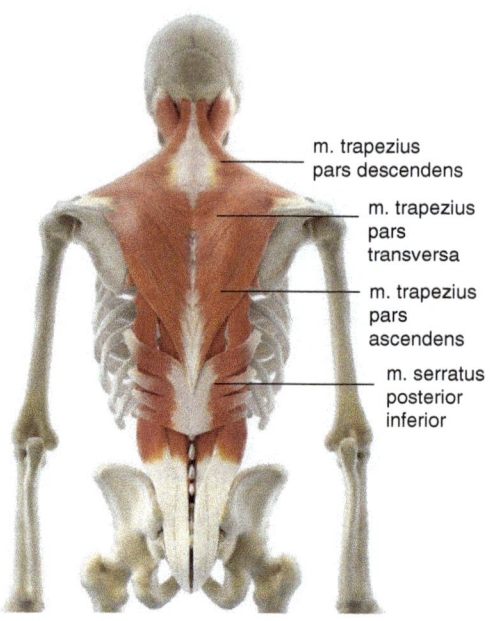

Figuur 4.11
Dorsaal aanzicht.

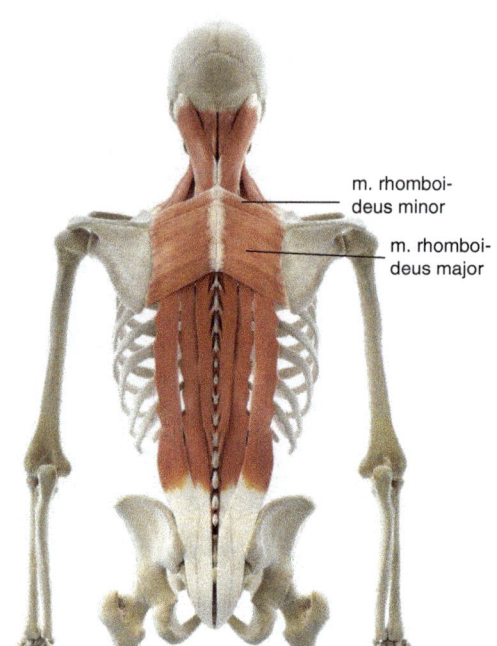

Figuur 4.13
Dorsaal aanzicht.

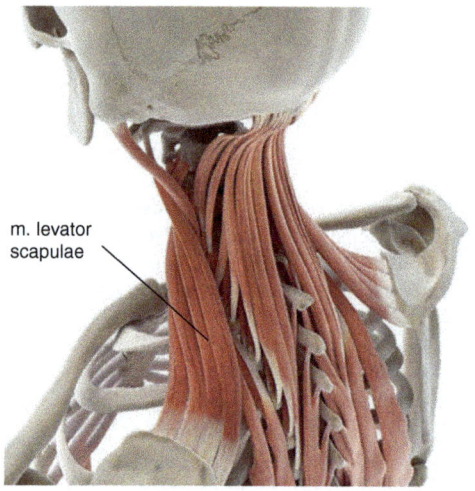
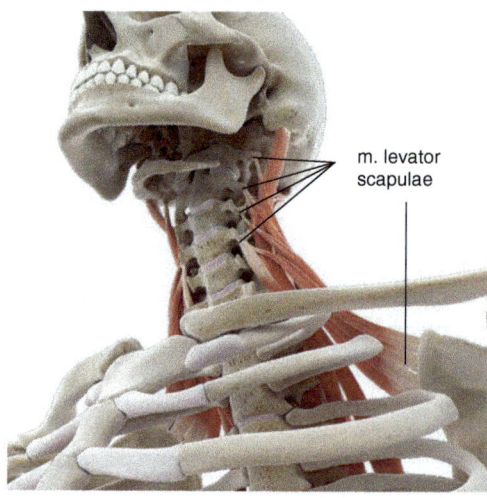

Figuur 4.12
Links: lateraal aanzicht.
Rechts: ventraal aanzicht.

Insertie:
- *minor*: insereert aan de margo medialis van de scapula;
- *major*: insereert aan de margo medialis van de scapula.

Innervatie: n. dorsalis scapulae (C4-C5).

4.8 Detractie

> Er zijn vijf spieren die detractie van de scapula geven. Ze worden hier kort beschreven.

M. trapezius pars ascendens (fig. 4.11)

Functie: de pars ascendens geeft een detractie en een laterotatie van de scapula. De pars descendens geeft een elevatie en een laterorotatie van de scapula. De pars transversa geeft een retractie.
Origo:
- *pars descendens*: ontspringt van de linea nuchae superior, de protuberantia occipitalis externa en, via het lig. nuchae, van de processus spinosi van alle cervicale wervels;
- *pars transversa*: ontspringt van de processus spinosi C7-Th4;
- *pars ascendens*: ontspringt van de processus spinosi Th5-Th12.

Insertie: insereert aan het laterale deel van de clavicula, aan het acromion en aan de spina van de scapula.
Innervatie: n. accessorius en plexus cervicalis (C2-C4).

M. serratus anterior, pars convergens (fig. 4.14)

Functie: de pars convergens geeft een detractie en een laterorotatie van de scapula. Verder geeft de spier een protractie van de scapula.
Origo: ontspringt van het voorste deel van de 1^e-9^e rib.
Insertie:
- *pars transversa*: insereert aan de angulus superior;
- *pars divergens*: insereert aan de margo medialis;
- *pars convergens*: insereert aan de angulus inferior en margo medialis van de scapula.

Innervatie: n. thoracicus longus (C5-C7).

M. pectoralis minor (fig. 4.3)

Functie: detractie en een protractie van de scapula en het is een hulpademhalingsspier.
Origo: ontspringt van het voorste deel van de 2^e-5^e rib.
Insertie: insereert aan de processus coracoideus van de scapula.
Innervatie: nn. pectorales medialis en lateralis (C6-Th1).

M. pectoralis major, pars abdominalis (fig. 4.1)

Functie: de pars abdominalis geeft een detractie van de schoudergordel, de pars sternocostalis een protractie van de schoudergordel, en de pars clavicularis geeft anteflexie van de bovenarm. De spier geeft in zijn geheel endorotatie en adductie van de bovenarm. Daarnaast is het een hulpademhalingsspier.
Origo:
- *pars clavicularis*: ontspringt van de mediale helft van de clavicula.
- *pars sternocostalis*: ontspringt van het sternum en van het 2^e-6^e ribkraakbeen.
- *pars abdominalis*: ontspringt van de lamina anterior van de rectusschede.

Insertie: insereert aan de crista tuberculi majoris van de humerus.
Innervatie: nn. pectorales medialis en lateralis (C5-Th1).

M. latissimus dorsi (fig. 4.5)

Functie: geeft een retroflexie, een endorotatie en een adductie van de bovenarm. De spier geeft een detractie van de schoudergordel en de bovenste vezels een retractie van de schoudergordel. Verder is het een hulpademhalingsspier.
Origo:
- *pars scapularis*: ontspringt van de angulus inferior;
- *pars vertebralis*: ontspringt van de processus spinosi van de Th7-Th12 en van de processus spinosi van alle lumbale wervels en van het os sacrum;
- *pars iliaca*: ontspringt van het dorsale deel van de crista iliaca.

Insertie: insereert aan de crista tuberculi minoris van de humerus.
Innervatie: n. thoracodorsalis (C6-C8).

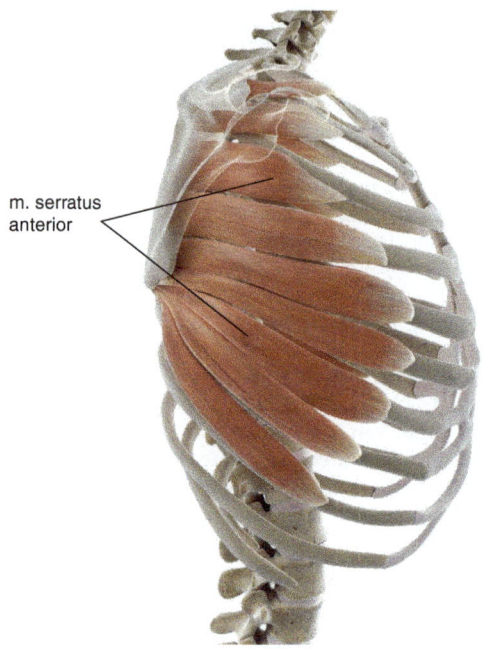

m. serratus anterior

Figuur 4.14
Lateraal aanzicht.

4.9 Protractie

Er zijn drie spieren die protractie van de scapula geven. Ze worden hier kort beschreven.

M. serratus anterior (fig. 4.14)

Functie: protractie van de scapula. De pars convergens geeft een detractie en een laterorotatie van de scapula.
Origo: ontspringt van het voorste deel van de 1^e-9^e rib.
Insertie:
– *pars transversa*: insereert aan de angulus superior;
– *pars divergens*: insereert aan de margo medialis;
– *pars convergens*: insereert aan de angulus inferior en margo medialis van de scapula.

Innervatie: n. thoracicus longus (C5-C7).

M. pectoralis minor (fig. 4.3)

Functie: protractie en detractie van de scapula. Daarnaast is het een hulpademhalingsspier.
Origo: ontspringt van het voorste deel van de 2^e-5^e rib.
Insertie: insereert aan de processus coracoideus van de scapula.
Innervatie: nn. pectorales medialis en lateralis (C6-Th1).

M. pectoralis major, pars sternocostalis (fig. 4.1)

Functie: de pars sternocostalis geeft een protractie van de schoudergordel, de pars abdominalis een detractie van de schoudergordel en de pars clavicularis geeft anteflexie van de bovenarm. De spier geeft in zijn geheel endorotatie en adductie van de bovenarm en het is een hulpademhalingsspier.
Origo:
– *pars clavicularis*: ontspringt van de mediale helft van de clavicula;
– *pars sternocostalis*: ontspringt van het sternum en van het 2^e-6^e ribkraakbeen;
– *pars abdominalis*: ontspringt van de lamina anterior van de rectusschede.

Insertie: insereert aan de crista tuberculi majoris van de humerus.
Innervatie: nn. pectorales medialis en lateralis (C5-Th1).

4.10 Retractie

Er zijn drie spieren die retractie van de scapula geven. Ze worden hier kort beschreven.

M. trapezius, pars transversa (fig. 4.11)

Functie: de pars transversa geeft een retractie. De pars ascendens geeft een detractie en een laterorotatie van de scapula. De pars descendens geeft een elevatie en een laterorotatie van de scapula.
Origo:
– *pars descendens*: ontspringt van de linea nuchae superior, de protuberantia occipitalis externa en, via het lig. nuchae, van de processus spinosi van alle cervicale wervels;
– *pars transversa*: ontspringt van de processus spinosi C7-Th4;
– *pars ascendens*: ontspringt van de processus spinosi Th5-Th12.

Insertie: insereert aan het laterale deel van de clavicula, aan het acromion en aan de spina van de scapula.

Innervatie: n. accessorius en plexus cervicalis (C2-C4).

Mm. rhomboidei major en minor (fig. 4.13)

Functie: retractie, elevatie en mediorotatie van de scapula.
Origo:
- *minor*: ontspringt van de processus spinosi C6-C7;
- *major*: ontspringt van de processus spinosi Th1-Th4;

Insertie:
- *minor*: insereert aan de margo medialis van de scapula;
- *major*: insereert aan de margo medialis van de scapula.

Innervatie: n. dorsalis scapulae (C4-C5).

M. latissimus dorsi, bovenste vezels (fig. 4.5)

Functie: geeft een retroflexie, een endorotatie en een adductie van de bovenarm. De spier geeft een detractie van de schoudergordel en de bovenste vezels een retractie van de schoudergordel. Verder is het een hulpademhalingsspier.
Origo:
- *pars scapularis*: ontspringt van de angulus inferior;
- *pars vertebralis*: ontspringt van de processus spinosi van de Th7-Th12 en van de processus spinosi van alle lumbale wervels en van het os sacrum;
- *pars iliaca*: ontspringt van het dorsale deel van de crista iliaca.

Insertie: insereert aan de crista tuberculi minoris van de humerus.
Innervatie: n. thoracodorsalis (C6-C8).

4.11 Laterorotatie

Er zijn twee spieren die een laterorotatie van de scapula geven. Ze worden hier kort beschreven.

M. trapezius pars descendens en ascendens (fig. 4.11)

Functie: de pars descendens en de pars ascendens geven een laterorotatie van de scapula. De pars descendens geeft een elevatie van de scapula. De pars transversa geeft een retractie en de pars ascendens een detractie van de scapula.
Origo:
- *pars descendens*: ontspringt van de linea nuchae superior, de protuberantia occipitalis externa en, via het lig. nuchae, van de processus spinosi van alle cervicale wervels;
- *pars transversa*: ontspringt van de processus spinosi C7-Th4;
- *pars ascendens*: ontspringt van de processus spinosi Th5-Th12.

Insertie: insereert aan het laterale deel van de clavicula, aan het acromion en aan de spina van de scapula.
Innervatie: n. accessorius en plexus cervicalis (C2-C4).

M. serratus anterior pars convergens (fig. 4.14)

Functie: de pars convergens geeft een laterorotatie en een detractie van de scapula. Verder geeft de spier een protractie van de scapula.
Origo: ontspringt van het voorste deel van de 1^e-9^e rib.
Insertie:
- *pars transversa*: insereert aan de angulus superior;
- *pars divergens*: insereert aan de margo medialis;
- *pars convergens*: insereert aan de angulus inferior en margo medialis van de scapula.

Innervatie: n. thoracicus longus (C5-C7).

4.12 Mediorotatie

Er zijn twee spieren die een mediorotatie van de scapula geven. Ze worden hier kort beschreven.

Mm. rhomboidei major en minor (fig. 4.13)

Functie: mediorotatie, elevatie en een retractie van de scapula.
Origo:
- *minor*: ontspringt van de processus spinosi C6-C7;

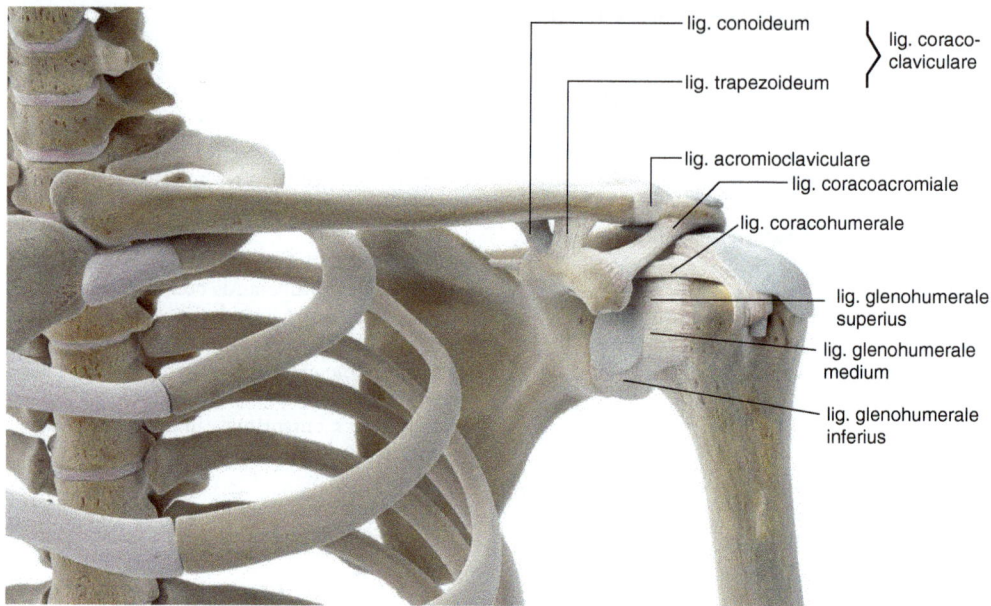

Figuur 4.15
Ventraal aanzicht.

– *major*: ontspringt van de processus spinosi Th1-Th4.

Insertie:
– *minor*: insereert aan de margo medialis van de scapula;
– *major*: insereert aan de margo medialis van de scapula.

Innervatie: n. dorsalis scapulae (C4-C5).

M. levator scapulae (fig. 4.12)

Functie: mediorotatie en elevatie van de scapula.
Origo: ontspringt van de processus transversi C1-C4.
Insertie: insereert aan de angulus superior en aan het bovenste deel van de margo medialis van de scapula.
Innervatie: n. dorsalis scapulae (C4-C5).

4.13 Ligamenten van de schouder

We beschrijven hier de belangrijkste ligamenten van de schouder.

Lig. coracohumerale (fig. 4.15)

Functie: versterkt het kapsel van het schoudergewricht.
Het ligament loopt van de onderzijde van de processus coracoideus naar de tuberculum majus en minus.

Lig. coracoclaviculare; bestaat uit lig. conoideum en lig. trapezoideum (fig. 4.15)

Functie: stabiliseert AC-gewricht.
Het ligament loopt van de bovenzijde van de processus coracoideus naar de linea trapezoidea en het tuberculum conoideum aan de onderzijde van het acromiale uiteinde van de clavicula.

4 Anatomie van de schouder

Ligg. glenohumerale superius, medium en inferius (fig. 4.15)

Functie: versterken van de ventrale zijde van het kapsel van het schoudergewricht.

Het lig. glenohumerale superius loopt vanaf de bovenrand van de cavitas glenoidalis craniaal van het caput humeri naar het collum anatomicum van de humerus.

Het lig. glenohumerale medium loopt vanaf de bovenrand van de cavitas glenoidalis ventraal van het caput humeri naar het collum anatomicum van de humerus.

Het lig. glenohumerale inferius loopt over de voorrand van de cavitas glenoidalis caudaal van het caput humeri naar het collum anatomicum van de humerus.

4.14 Schema bewegingen van de bovenarm

In het volgende schema staan de bewegingen van de bovenarm met de daarbij behorende musculatuur.

Functie	Musculatuur
Anteflexie	M. pectoralis major pars clavicularis
	M. deltoideus
	M. coracobrachialis
	M. biceps brachii caput longum en breve
Retroflexie	M. latissimus dorsi
	M. deltoideus, achterste vezels
	M. teres major (synergist)
Abductie	M. deltoideus
	M. supraspinatus
	M. biceps brachii caput longum
Adductie	M. pectoralis major
	M. latissimus dorsi
	M. teres major (synergist)

Functie	Musculatuur
	M. deltoideus pars spinalis, pars clavicularis
	M. coracobrachialis
Endorotatie	M. subscapularis
	M. pectoralis major
	M. latissimus dorsi
	M. deltoideus pars clavicularis
	M. teres major (synergist)
	M. coracobrachialis
	M. biceps brachii caput longum
Exorotatie	M. infraspinatus
	M. teres minor
	M. deltoideus pars spinalis

4.15 Schema bewegingen van de scapula

In het volgende schema staan de bewegingen van de scapula met de daarbij behorende musculatuur.

Functie	Musculatuur
Elevatie	M. trapezius pars descendens
	M. levator scapulae
	Mm. rhomboidei major en minor
Detractie	M. trapezius pars ascendens
	M. serratus anterior pars convergens
	M. pectoralis minor
	M. pectoralis major pars abdominalis
	M. latissimus dorsi
Protractie	M. serratus anterior

Functie	Musculatuur
	M. pectoralis minor
	M. pectoralis major pars sternocostalis
Retractie	M. trapezius
	Mm. rhomboidei major en minor
	M. latissimus dorsi, bovenste vezels
Laterorotatie	M. trapezius pars descendens en ascendens
	M. serratus anterior pars convergens
Mediorotatie	Mm. rhomboidei major en minor
	M. levator scapulae

5 Anatomie van de elleboog

De Latijnse naam voor de elleboog is art. cubiti; het is een schaniergewricht (ginglymus).

De elleboog is een samengesteld gewricht waarin de humerus, de ulna en de radius met elkaar articuleren. De humerus vormt samen met de ulna de art. humero-ulnaris en samen met de radius de art. humeroradialis. De radius articuleert met de ulna in de art. radio-ulnaris proximalis. In het gewricht kan om twee assen bewogen worden.

As	Vlak	Beweging
transversaal	sagittaal	flexie/extensie
longitudinaal	transversaal	pronatie/supinatie

De volgende bewegingsuitslagen in de art. cubiti zijn mogelijk, uitgaande van een ontspannen symmetrische stand:
– flexie: 130-150°;
– extensie: 0-10° hyperextensie.

Wanneer de elleboog tegen de romp en in 90°-flexie wordt gehouden, zijn de volgende bewegingsuitslagen mogelijk:
– pronatie: 90°;
– supinatie: 90°.

5.1 Flexie

Er zijn vier spieren die flexie van de elleboog geven. Ze worden hier kort beschreven.

M. brachialis (fig. 5.1)

Functie: buiging van de arm.
Origo: ontspringt van het voorvlak van de humerus en van de septa intermuscularia mediale en laterale van de bovenarm.
Insertie: insereert aan de tuberositas ulnae en het kapsel van het ellebooggewricht.
Innervatie: n. musculocutaneus (C5-C7) en een takje van de n. radialis (C7).

M. biceps brachii caput longum en breve (fig. 5.2)

Functie: beide koppen geven een buiging van de arm, anteflexie van de bovenarm en een supinatie van de onderarm. Daarnaast geeft het caput longum een abductie en endorotatie van de bovenarm.
Origo:
– *caput longum*: ontspringt van het tuberculum supraglenoidale van de scapula;
– *caput breve*: ontspringt van de processus coracoideus van de scapula.

Insertie: insereert aan de tuberositas radii en aan de lacertus fibrosus.
Innervatie: n. musculocutaneus (C5-C6).

M. brachioradialis (synergist) (fig. 5.3)

Functie: buiging van de arm. Daarnaast geeft de spier zowel een pronatie als een supinatie van de onderarm.
Origo: ontspringt van de margo lateralis van de humerus en van het septum intermusculare laterale van de bovenarm.
Insertie: insereert boven de processus styloideus van de radius.
Innervatie: n. radialis (C5-C7).

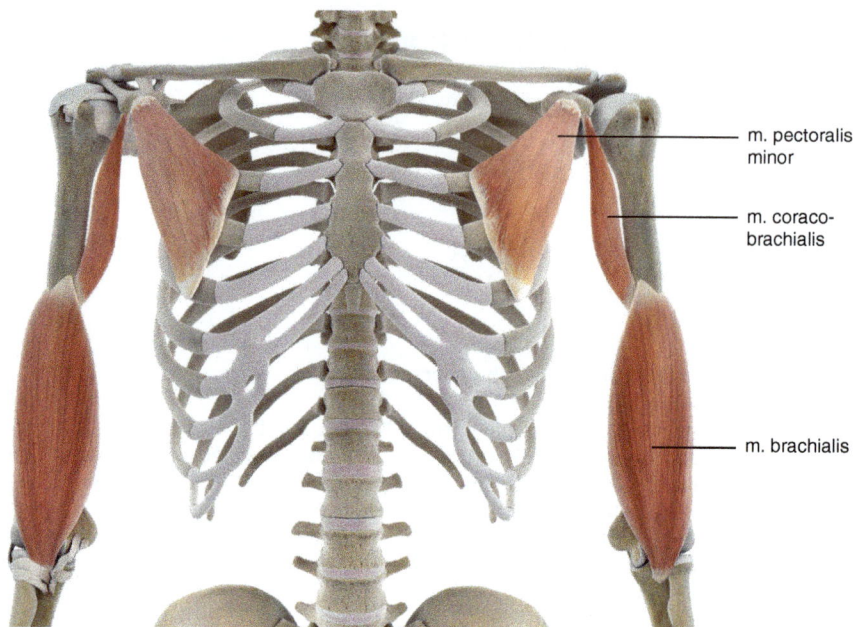

Figuur 5.1
Ventraal aanzicht.

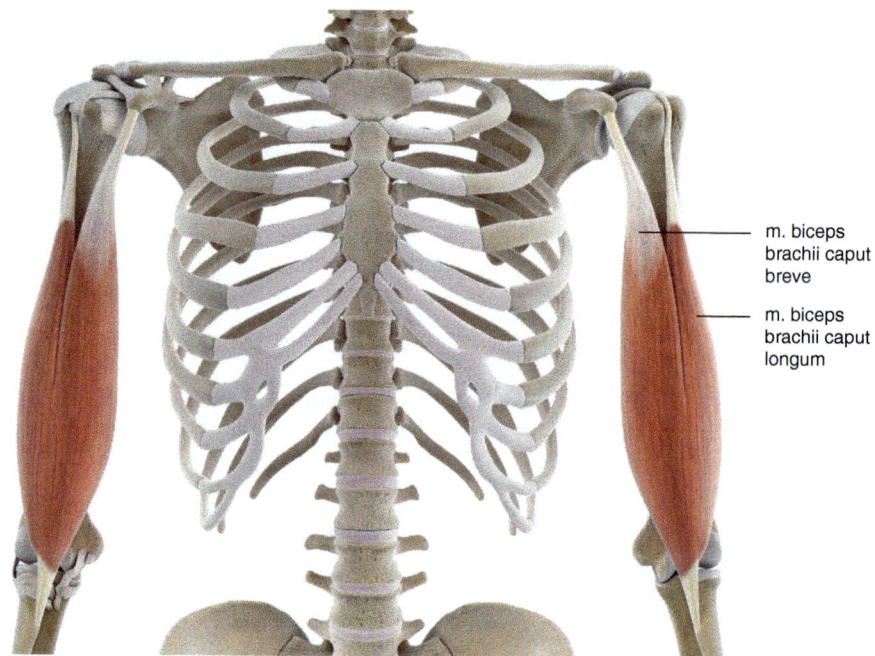

Figuur 5.2
Ventraal aanzicht.

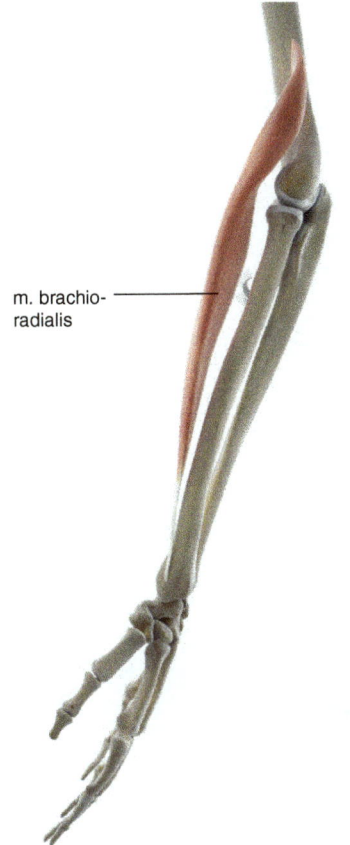

Figuur 5.3
Linkeronderarm, mediaal aanzicht.

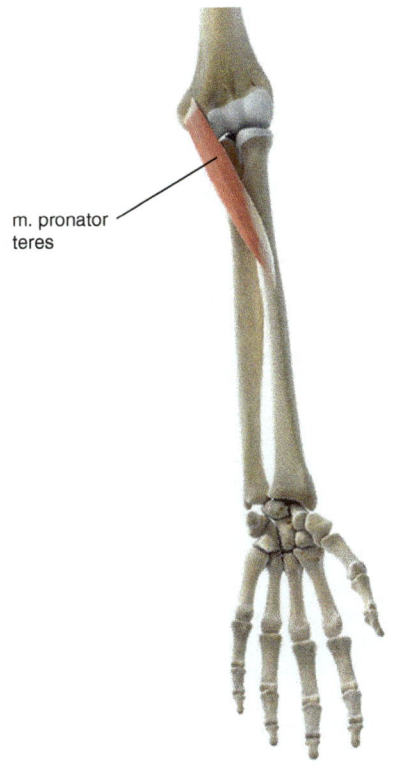

Figuur 5.4
Linkeronderarm, ventraal aanzicht.

M. pronator teres (synergist) (fig. 5.4)

Functie: buiging van de arm en een pronatie van de onderarm.
 Origo:
- *caput humerale*: ontspringt van de epicondylus medialis van de humerus en van het septum intermusculare mediale van de bovenarm;
- *caput ulnare*: ontspringt van de processus coronoideus van de ulna.

Insertie: insereert distaal van de insertie van de m. supinator aan de facies lateralis van de radius.
 Innervatie: n. medianus (C6-C7).

5.2 Extensie

Er zijn twee spieren die extensie van de elleboog geven. Ze worden hier kort beschreven.

M. anconeus (fig. 5.5)

Functie: strekking van de arm.
 Origo: ontspringt van de achterzijde van de epicondylus lateralis van de humerus en deels van het lig. collaterale radiale.
  Insertie: insereert aan het olecranon van de ulna.
  Innervatie: n. radialis (C7-Th1).

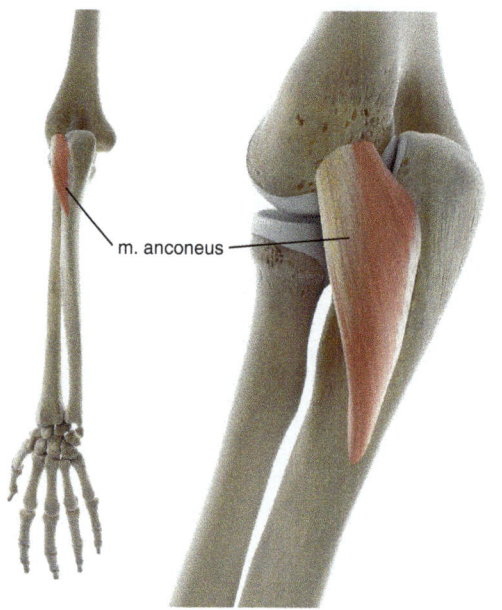

Figuur 5.5
Links: linkeronderarm, dorsaal aanzicht.
Rechts: linkerelleboog, lateraal aanzicht.

M. triceps brachii (fig. 5.6)

Functie: strekking van de arm.
Origo:
- *caput longum*: ontspringt van het tuberculum infraglenoidale van de scapula.
- *caput laterale*: ontspringt van de achterzijde van de humerus, proximaal van de sulcus n. radialis en van het septum intermusculare laterale.
- *caput mediale*: ontspringt van de achterzijde van de humerus, distaal van de sulcus n. radialis en van het septum intermusculare mediale.

Insertie: insereert aan het olecranon van de ulna.
Innervatie: n. radialis (C6-C8).

 Pronatie

Er zijn zes spieren die pronatie van de elleboog geven. Ze worden hier kort beschreven.

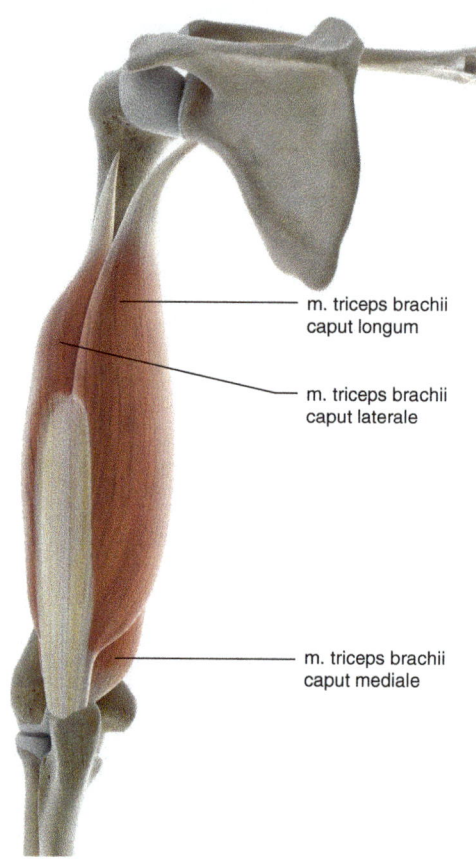

Figuur 5.6
Dorsaal aanzicht linkerarm.

M. pronator quadratus (fig. 5.7)

Functie: geeft pronatie van de onderarm.
Origo: ontspringt van het distale deel van de voorzijde van de ulna.
Insertie: insereert aan het distale deel van de voorzijde van de radius.
Innervatie: n. medianus (C8-Th1).

M. pronator teres (synergist) (fig. 5.4)

Functie: pronatie van de onderarm en een buiging van de arm.
Origo:
- *caput humerale*: ontspringt van de epicondylus medialis van de humerus en van het septum intermusculare mediale van de bovenarm;
- *caput ulnare*: ontspringt van de processus coronoideus van de ulna.

5 Anatomie van de elleboog

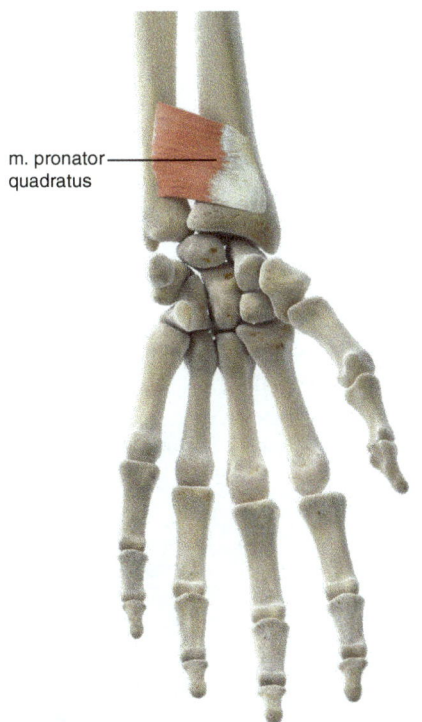

Figuur 5.7
Linkerhand, palmair aanzicht.

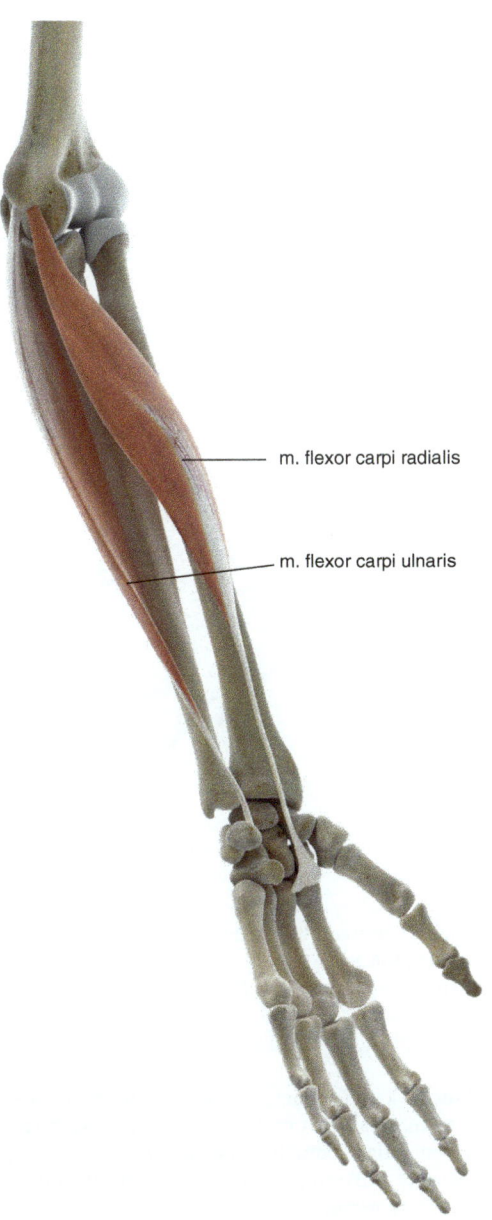

Insertie: insereert distaal van de insertie van de m. supinator aan de facies lateralis van de radius.
Innervatie: n. medianus (C6-C7).

M. flexor carpi radialis (synergist) (fig. 5.8)

Functie: pronatie van de onderarm, een palmairflexie en een radiaalabductie van de hand.
Origo: ontspringt van de epicondylus medialis van de humerus.
Insertie: insereert aan het os metacarpale II.
Innervatie: n. medianus (C6-C7).

M. brachioradialis (synergist) (fig. 5.3)

Functie: de spier geeft zowel een pronatie als een supinatie van de onderarm. Dit is afhankelijk van de stand van de onderarm. Daarnaast geeft de spier een buiging van de arm.
Origo: ontspringt van de margo lateralis van de humerus en van het septum intermusculare laterale van de bovenarm.

Figuur 5.8
Linkeronderarm, lateraal aanzicht.

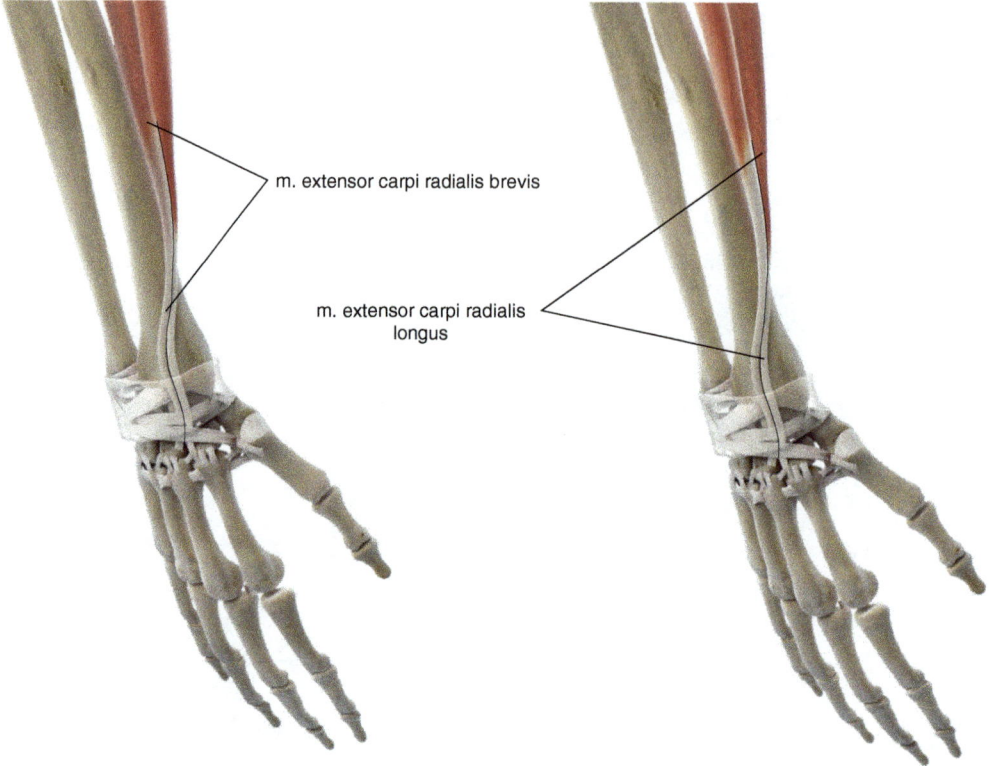

Figuur 5.9
Rechterarm, ventromediaal aanzicht.

Insertie: insereert boven de processus styloideus van de radius.
Innervatie: n. radialis (C5-C7).

M. extensor carpi radialis brevis (synergist) (fig. 5.9)

Functie: kan de onderarm zowel proneren als supineren. Daarnaast geeft de spier een dorsaalflexie en een radiaalabductie van de hand.
Origo: ontspringt van de epicondylus lateralis van de humerus.
Insertie: insereert aan de dorsale basis van het os metacarpale III.
Innervatie: n. radialis (C6-C7).

M. extensor carpi radialis longus (synergist) (fig. 5.9)

Functie: kan de onderarm zowel proneren als supineren. Daarnaast geeft de spier een dorsaalflexie en een radiaalabductie van de hand.
Origo: ontspringt van de margo lateralis van de humerus en van het septum intermusculare laterale van de bovenarm.
Insertie: insereert aan de dorsale basis van het os metacarpale II.
Innervatie: n. radialis (C6-C7).

NB
De laatste drie spieren zijn alleen actief wanneer geproneerd wordt vanuit uiterste supinatiestand.

5.4 Supinatie

Er zijn vijf spieren die supinatie van de elleboog geven. Ze worden hier kort beschreven.

M. supinator (fig. 5.10)

Functie: supinatie van de onderarm.
Origo: ontspringt van de epicondylus lateralis

5 Anatomie van de elleboog

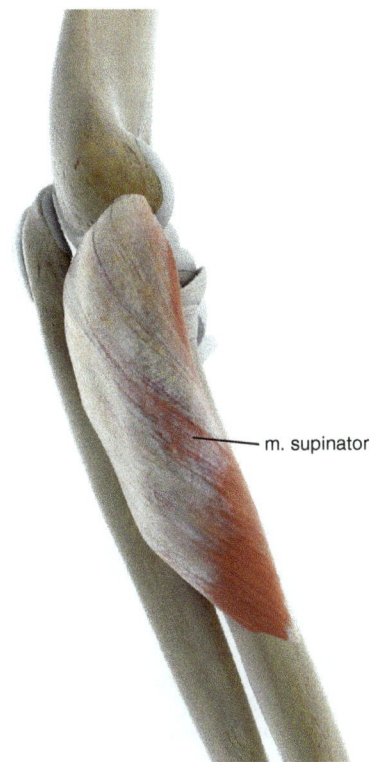

Figuur 5.10
Rechteronderarm, lateraal aanzicht.

van de humerus, van het lig. collaterale radiale en het lig. anulare radii van het elleboogewricht en van het olecranon van de ulna.
Insertie: insereert aan de voorzijde en de facies lateralis van de radius.
Innervatie: n. radialis (C5-C6).

M. biceps brachii (synergist) (fig. 5.2)

Functie: beide koppen geven een supinatie van de onderarm, een buiging van de arm en een anteflexie van de bovenarm. Daarnaast geeft het caput longum een abductie en endorotatie van de bovenarm.
Origo:
- *caput longum*: ontspringt van het tuberculum supraglenoidale van de scapula;
- *caput breve*: ontspringt van de processus coracoideus van de scapula.

Insertie: insereert aan de tuberositas radii en aan de lacertus fibrosus.
Innervatie: n. musculocutaneus (C5-C6).

M. brachioradialis (synergist) (fig. 5.3)

Functie: de spier geeft zowel een supinatie als een pronatie van de onderarm. Dit is afhankelijk van de stand van de onderarm. Daarnaast geeft de spier een buiging van de arm.
Origo: ontspringt van de margo lateralis van de humerus en van het septum intermusculare laterale van de bovenarm.
Insertie: insereert boven de processus styloideus van de radius.
Innervatie: n. radialis (C5-C7).

M. extensor carpi radialis brevis (synergist) (fig. 5.9)

Functie: kan de onderarm zowel supineren als proneren. Daarnaast geeft de spier een dorsaalflexie en een radiaalabductie van de hand.
Origo: ontspringt van de epicondylus lateralis van de humerus.
Insertie: insereert aan de dorsale basis van het os metacarpale III.
Innervatie: n. radialis (C6-C7).

M. extensor carpi radialis longus (synergist) (fig. 5.9)

Functie: kan de onderarm zowel supineren als proneren. Daarnaast geeft de spier een dorsaalflexie en een radiaalabductie van de hand.
Origo: ontspringt van de margo lateralis van de humerus en van het septum intermusculare laterale van de bovenarm.
Insertie: insereert aan de dorsale basis van het os metacarpale II.
Innervatie: n. radialis (C6-C7).

NB
De laatste drie spieren zijn alleen actief wanneer gesupineerd wordt vanuit uiterste supinatiestand.

5.5 Ligamenten van de elleboog

We geven hier een korte beschrijving van de belangrijkste ligamenten van de elleboog.

Lig. collaterale ulnare (fig. 5.11)

Functie: geleidt de buig- en strekbewegingen van de elleboog. Daarnaast verhindert het ligament een valguspositie van de onderarm.
Loopt vanaf de epicondylus medialis humeri. De pars anterior hecht vast aan de tuberositas ulnae.

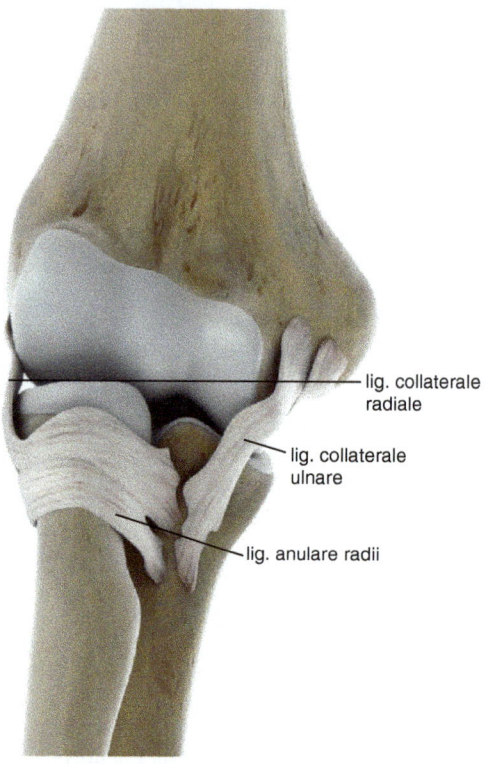

Figuur 5.11
Rechterelleboog in supinatiestand, ventraal aanzicht.

De pars posterior loopt naar de mediale zijde van het olecranon.

Lig. collaterale radiale (fig. 5.11)

Functie: geleidt de buig- en strekbewegingen van de elleboog. Daarnaast verhindert het ligament een varuspositie van de onderarm.
Loopt vanaf de epicondylus lateralis humeri naar het lig. anulare radii.

Lig. anulare radii (fig. 5.11)

Functie: maakt deel uit van de kom van het radio-ulnaire gewricht.
Loopt vanaf de zijkanten van de incisura radialis rondom de circumferentia articularis.

5.6 Schema

In het volgende schema staan de bewegingen van de elleboog met de daarbij behorende musculatuur.

Functie	Musculatuur
Flexie	M. brachialis
	M. biceps brachii
	M. brachioradialis (synergist)
	M. pronator teres (synergist)
Extensie	M. anconeus
	M. triceps brachii
Pronatie	M. pronator quadratus
	M. pronator teres (synergist)
	M. flexor carpi radialis (synergist)
	M. brachioradialis (synergist)
	M. extensor carpi radialis brevis (synergist)
	M. extensor carpi radialis longus (synergist)
Supinatie	M. supinator
	M. biceps brachii (synergist)
	M. brachioradialis (synergist)
	M. extensor carpi radialis brevis (synergist)
	M. extensor carpi radialis longus (synergist)

6 Anatomie van de pols, hand en de vingers

Aan het polsgewricht kan men twee gewrichten onderscheiden: de art. radiocarpalis en de art. mediocarpalis. De art. radiocarpalis is het gewricht tussen de radius, de discus articularis en de proximale rij handwortelbeentjes. De art. mediocarpalis is het gewricht tussen de proximale rij en de distale rij carpalia. De art. radiocarpalis kan beschreven worden als een eivormig gewricht (art. ellipsoidea). De art. mediocarpalis heeft een S-vorm.

De bewegingen van de pols vinden in beide gewrichten plaats. In dit (functionele) gewricht kan om twee assen bewogen worden.

As	Vlak	Beweging
transversaal	sagittaal	palmairflexie/dorsaalflexie
sagittaal	frontaal	ulnairabductie/radiaalabductie

- maximale dorsaalflexie: 85°;
- maximale plantairflexie: 85°;
- maximale ulnairabductie: 45°;
- maximale radiaalabductie: 15°.

Aan de middenhand kunnen de volgende gewrichten onderscheiden worden:
- Artt. carpometacarpales waarin de proximale gewrichtsvlakken van de ossa metacarpalia van de 2^e-5^e vinger articuleren met de drie ulnaire botstukken van de distale rij handwortelbeentjes.
- Artt. intermetacarpales. Hierin articuleren de zijkanten van de bases van de ossa metacarpalia II-IV met elkaar. De bewegingsuitslag is gering.

Aan de vingers kan men de volgende gewrichten onderscheiden (met bewegingsuitslag):

- Artt. metacarpophalangeae (MCP-gewrichten) van de 2^e-5^e vinger. Hierin vinden de volgende bewegingen plaats:
  - flexie: 90-100°;
  - extensie: 45°;
  - abductie: 0-5/15°.

- Artt. interphalangeae proximales (PIP-gewrichten) van de 2^e-5^e vinger. Hierin vinden de volgende bewegingen plaats:
  - flexie: 100°;
  - extensie: 0°. Vaak is geringe overstrekking mogelijk.

- Artt. interphalangeae distales (DIP-gewrichten) van de 2^e-5^e vinger. Hierin vinden de volgende bewegingen plaats:
  - flexie: 80°;
  - extensie: 0°. Vaak is geringe overstrekking mogelijk.

Aan de duim kunnen wij de volgende gewrichten onderscheiden (met bewegingsuitslag):
- Art. carpometacarpalis pollicis. Dit gewricht wordt gevormd door het distale gewrichtsvlak van het os trapezium en het proximale gewrichtsvlak van het os metacarpale I. Hierin vinden de volgende bewegingen plaats:
  - flexie: 35°;
  - extensie: 15°;
  - abductie: 15°;
  - adductie: 30°.

Oppositie en repositie zijn combinaties van deze bewegingen.

- Art. metacarpophalangea pollicis. De bewegingsuitslagen hiervan zijn beperkter in vergelijking met de gewrichten van de vingers. Vooral de hyperextensie is beperkt. Voor de bewegingen van het interfalangeale gewricht van de duim zie eerder bij de vingers.

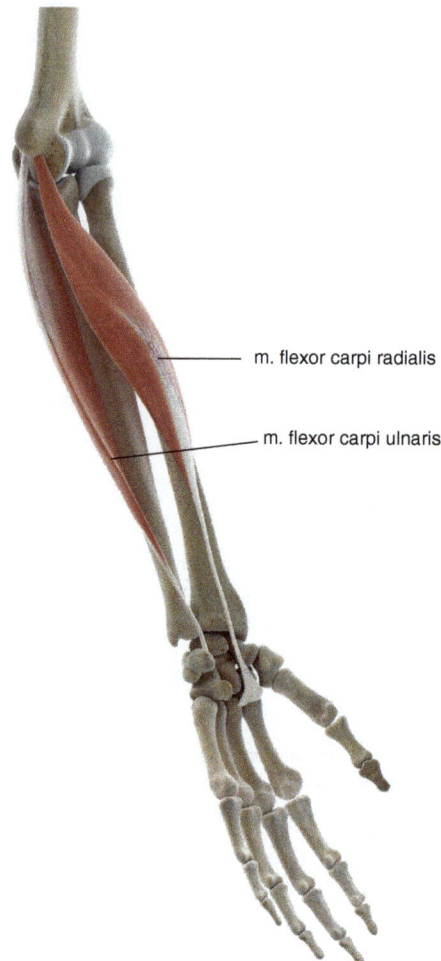

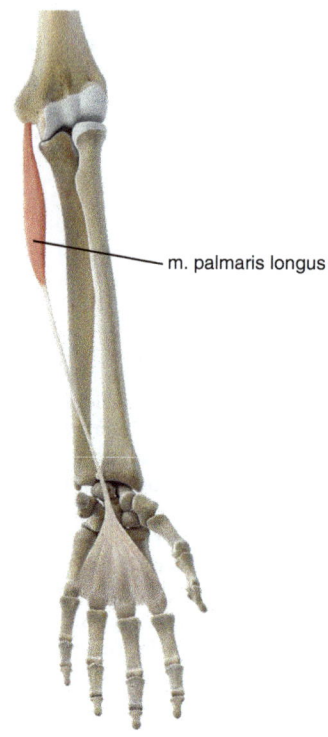

Figuur 6.2
Palmair aanzicht, linkerarm.

Insertie: insereert aan het os metacarpale II.
  Innervatie: n. medianus (C6-C7).

M. palmaris longus (fig. 6.2)

Functie: palmairflexie van de hand.
  Origo: ontspringt van de epicondylus medialis van de humerus.
  Insertie: straalt uit in de palmaire aponeurose.
  Innervatie: n. medianus (C7-C8).

M. flexor carpi ulnaris (fig. 6.1)

Functie: palmairflexie en een ulnairabductie van de hand.
  Origo:
– *caput humerale*: ontspringt van de epicondylus medialis van de humerus;
– *caput ulnare*: ontspringt van het olecranon van de ulna.

Insertie: insereert aan de hamulus ossis hamati en aan de basis van het os metacarpale V.
  Innervatie: n. ulnaris (C7-C8).

Figuur 6.1
Linkeronderarm, lateraal aanzicht.

6.1 Palmairflexie

Er zijn zes spieren die palmairflexie geven in het polsgewricht. Ze worden hier kort beschreven.

M. flexor carpi radialis (fig. 6.1)

Functie: palmairflexie en een radiaalabductie van de hand. Daarnaast geeft de spier een pronatie van de onderarm.
  Origo: ontspringt van de epicondylus medialis van de humerus.

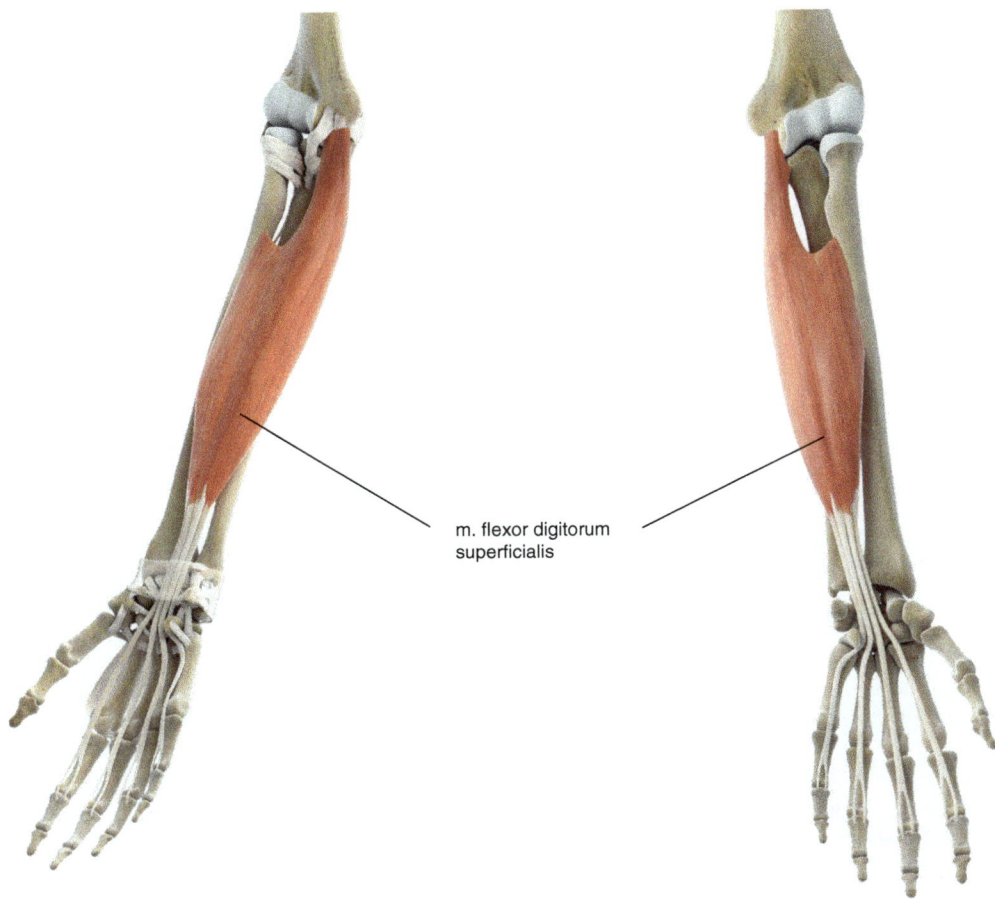

Figuur 6.3
Links: lateraal en palmair aanzicht, rechteronderarm.
Rechts: palmair aanzicht, linkeronderarm.

M. flexor digitorum superficialis (synergist) (fig. 6.3)

Functie: palmairflexie van de hand en een buiging in de MP- en PIP-gewrichten van de 2^e-5^e vinger.
Origo:
- *caput humerale*: ontspringt van de epicondylus medialis van de humerus;
- *caput ulnare*: ontspringt van de processus coronoideus van de ulna;
- *caput radiale*: ontspringt van de margo anterior van de radius.

Insertie: insereert aan de zijkanten van de middelste falangen van de 2^e-5^e vinger.
Innervatie: n. medianus (C7-Th1).

M. flexor digitorum profundus (fig. 6.4)

Functie: palmairflexie van de hand. Daarnaast geeft de spier buiging in de MP-, PIP- en DIP-gewrichten van de 2^e-5^e vinger.
Origo: ontspringt van de facies anterior en de facies medialis van de ulna en van de membrana interossea.
Insertie: insereert aan de palmaire zijden van de bases van de distale falangen van de 2^e-5^e vinger.
Innervatie:
- *mediale deel*: n. ulnaris (C7-Th1);
- *laterale deel*: n. medianus (C7-Th1).

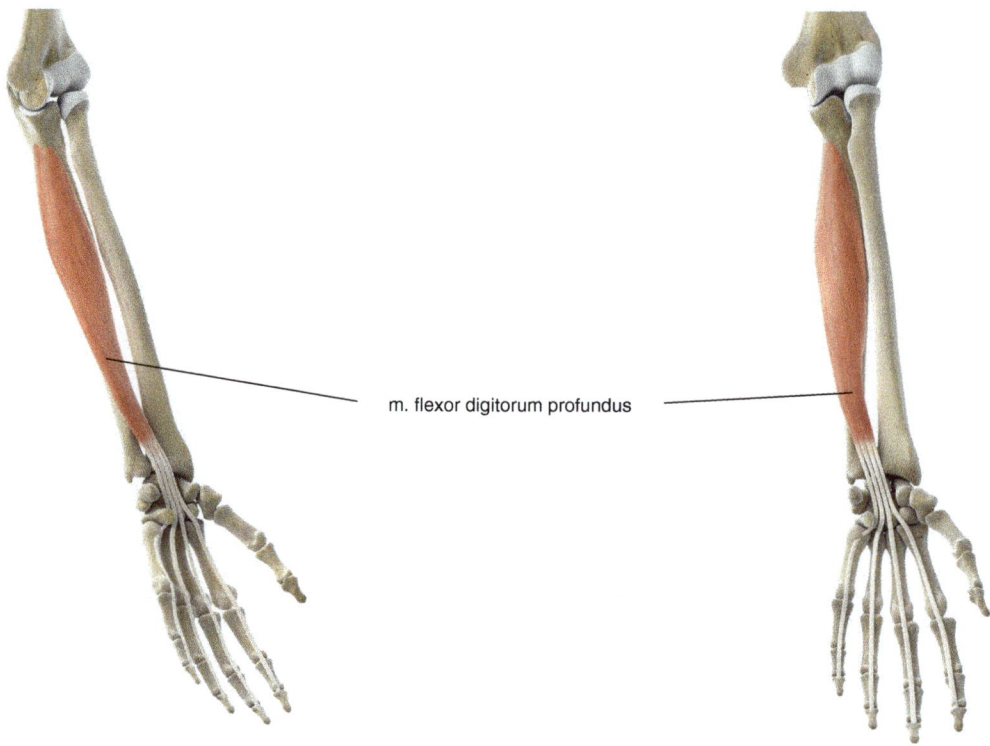

Figuur 6.4
Links: palmair en lateraal aanzicht, linkeronderarm.
Rechts: palmair aanzicht, linkeronderarm.

M. flexor pollicis longus (synergist) (fig. 6.5)

Functie: palmairflexie van de hand. Daarnaast geeft de spier buiging en een adductie in het CMC-gewricht en een buiging in het MP- en IP-gewricht van de duim.
Origo: ontspringt van de facies anterior van de radius en van de membrana interossea.
Insertie: insereert aan de palmaire zijde van de distale falanx van de duim.
Innervatie: n. medianus (C7-Th1).

6.2 Dorsaalflexie

Er zijn zeven spieren die dorsaalflexie geven in het polsgewricht. Ze worden hier kort beschreven.

M. extensor carpi radialis longus (fig. 6.6)

Functie: dorsaalflexie en radiaalabductie van de hand. Daarnaast kan de spier de onderarm zowel proneren als supineren.
Origo: ontspringt van de margo lateralis van de humerus en van het septum intermusculare laterale van de bovenarm.
Insertie: insereert aan de dorsale basis van het os metacarpale II.
Innervatie: n. radialis (C6-C7).

M. extensor carpi radialis brevis (fig. 6.6)

Functie: dorsaalflexie en een radiaalabductie van de hand. Daarnaast kan de spier de onderarm zowel proneren als supineren.
Origo: ontspringt van de epicondylus lateralis van de humerus.
Insertie: insereert aan de dorsale basis van het os metacarpale III.
Innervatie: n. radialis (C6-C7).

6 Anatomie van de pols, hand en de vingers

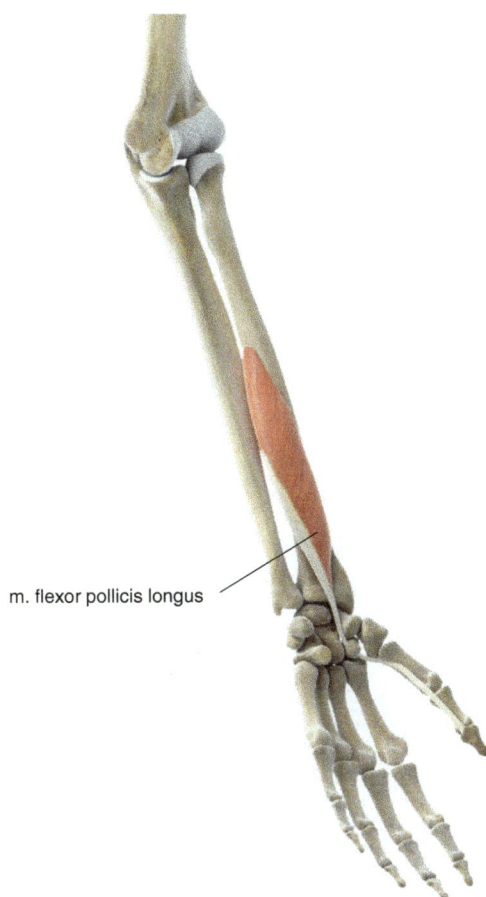

m. flexor pollicis longus

Figuur 6.5
Lateraal en palmair aanzicht, linkeronderarm.

M. extensor carpi ulnaris (fig. 6.7)

Functie: dorsaalflexie en ulnairabductie van de hand.
 Origo:
– *caput humerale*: ontspringt van de epicondylus lateralis van de humerus en van het lig. collaterale radiale;
– *caput ulnare*: ontspringt van de dorsale zijde van de ulna.
 Insertie: insereert aan de basis van het os metacarpale V.
 Innervatie: n. radialis (C7-C8).

M. extensor digitorum (synergist) (fig. 6.7)

Functie: dorsaalflexie en radiaalabductie van de hand. Daarnaast geeft de spier een strekking in de MP-, PIP- en DIP-gewrichten van de 2^e-5^e vinger.
 Origo: ontspringt van de epicondylus lateralis van de humerus.
 Insertie: insereert in de dorsale aponeurosen van de 2^e-5^e vinger.
 Innervatie: n. radialis (C6-C8).

M. extensor digiti minimi (synergist) (fig. 6.8)

Functie: dorsaalflexie van de hand en strekking in het MP-gewricht en de PIP- en DIP-gewrichten van de pink.
 Origo: ontspringt van de epicondylus lateralis van de humerus.
 Insertie: insereert in de dorsale aponeurose van de pink.
 Innervatie: n. radialis (C7-C8).

M. extensor pollicis longus (synergist) (fig. 6.9)

Functie: dorsaalflexie en een radiaalabductie van de hand. Daarnaast geeft de spier een strekking, adductie en een repositie in het CMC-gewricht en een strekking in het MP-gewricht en het IP-gewricht van de duim.
 Origo: ontspringt van de dorsale zijden van de ulna en van de membrana interossea.
 Insertie: insereert aan de basis van de distale falanx van de duim.
 Innervatie: n. radialis (C6-C8).

M. extensor indicis (synergist) (fig. 6.10)

Functie: dorsaalflexie van de hand en strekking in het MP-gewricht en de PIP- en DIP-gewrichten van de wijsvinger.
 Origo: ontspringt van de dorsale zijde van de ulna.
 Insertie: insereert in de dorsale aponeurose van de wijsvinger.
 Innervatie: n. radialis (C6-C8).

6.3 Radiaalabductie

Er zijn zeven spieren die radiaalabductie geven in het polsgewricht. Ze worden hier kort beschreven.

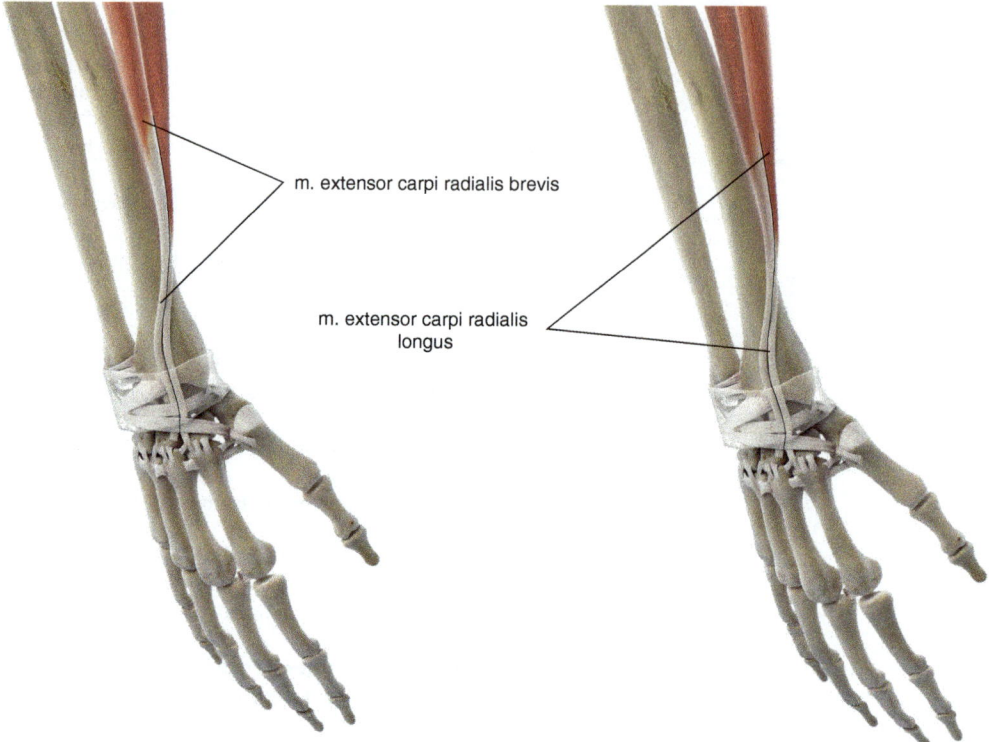

Figuur 6.6
Links: dorsomediaal aanzicht, linkeronderarm.
Rechts: dorsomediaal aanzicht, linkeronderarm.

M. flexor carpi radialis (fig. 6.1)

Functie: radiaalabductie en palmairflexie van de hand. Daarnaast geeft de spier een pronatie van de onderarm.
  Origo: ontspringt van de epicondylus medialis van de humerus.
  Insertie: insereert van het os metacarpale II.
  Innervatie: n. medianus (C6-C7).

M. extensor carpi radialis longus (fig. 6.6)

Functie: radiaalabductie en dorsaalflexie van de hand. Daarnaast kan de spier de onderarm zowel proneren als supineren.
  Origo: ontspringt van de margo lateralis van de humerus en van het septum intermusculare laterale van de bovenarm.
  Insertie: insereert aan de dorsale basis van het os metacarpale II.
  Innervatie: n. radialis (C6-C7).

M. extensor carpi radialis brevis (fig. 6.6)

Functie: radiaalabductie en dorsaalflexie van de hand. Daarnaast kan de spier de onderarm zowel proneren als supineren.
  Origo: ontspringt van de epicondylus lateralis van de humerus.
  Insertie: insereert aan de dorsale basis van het os metacarpale III.
  Innervatie: n. radialis (C6-C7).

M. abductor pollicis longus (fig. 6.9)

Functie: radiaalabductie van de hand. Daarnaast geeft de spier strekking en abductie in het CMC-gewricht van de duim.
  Origo: ontspringt van de facies posterior van de ulna en radius en van de membrana interossea.
  Insertie: insereert aan de basis van het os metacarpale I.
  Innervatie: n. radialis (C6-C8).

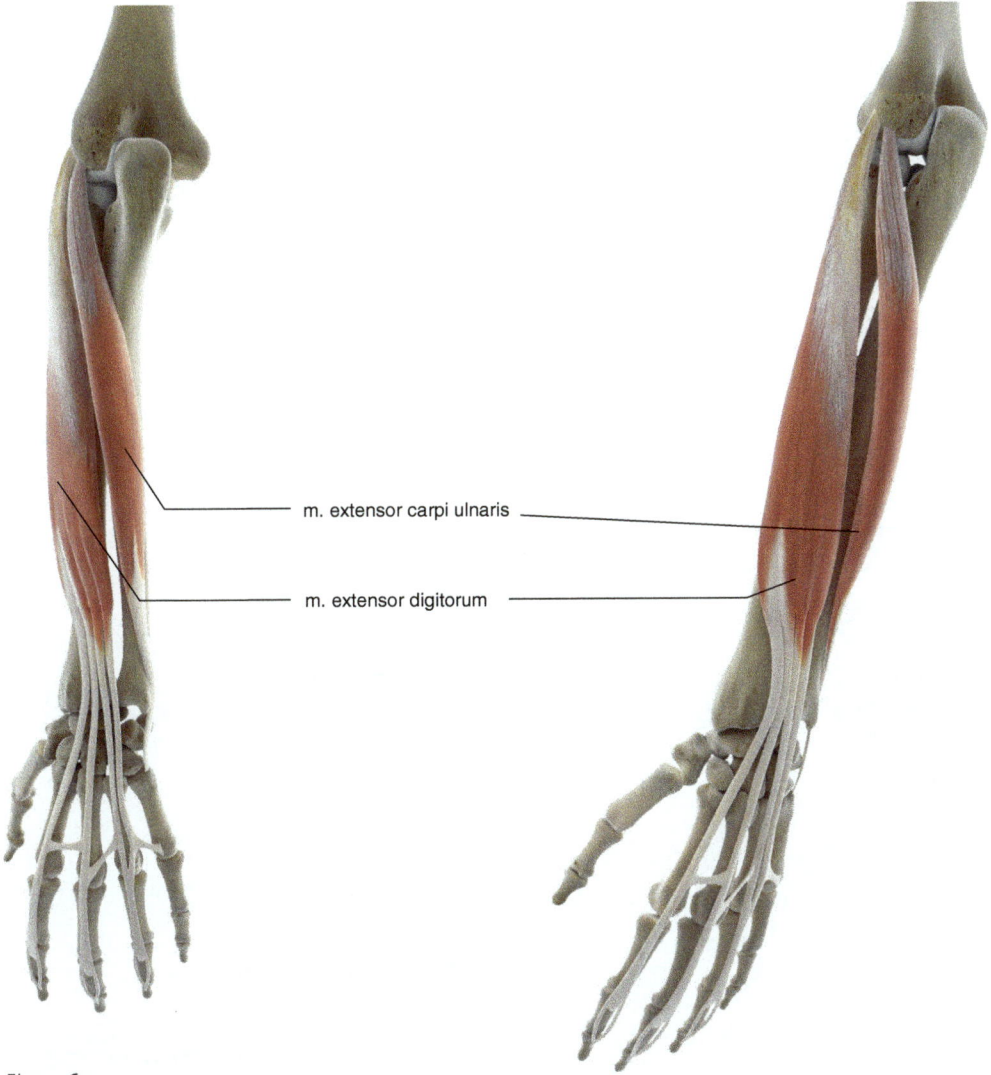

Figuur 6.7
Links: dorsaal aanzicht, linkeronderarm.
Rechts: dorsomediaal aanzicht, linkeronderarm.

M. extensor pollicis brevis (fig. 6.9)

Functie: radiaalabductie van de hand. Daarnaast geeft de spier een strekking, abductie en repositie in het CMC-gewricht en een strekking in het MP-gewricht van de duim.
 Origo: ontspringt van de dorsale zijden van de radius en van de membrana interossea.
 Insertie: insereert aan de basis van de proximale falanx van de duim.
 Innervatie: n. radialis (C6-C8).

M. extensor pollicis longus (fig. 6.9)

Functie: radiaalabductie en dorsaalflexie van de hand. Daarnaast geeft de spier een strekking, adductie en een repositie in het CMC-gewricht en een strekking in het MP-gewricht en het IP-gewricht van de duim.
 Origo: ontspringt van de dorsale zijden van de ulna en van de membrana interossea.
 Insertie: insereert aan de basis van de distale falanx van de duim.
 Innervatie: n. radialis (C6-C8).

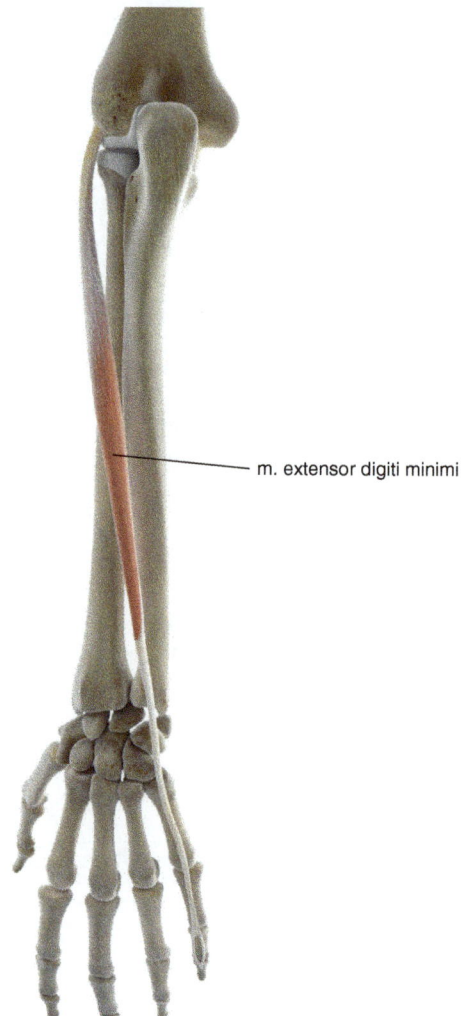

Figuur 6.8
Dorsaal aanzicht, linkeronderarm.

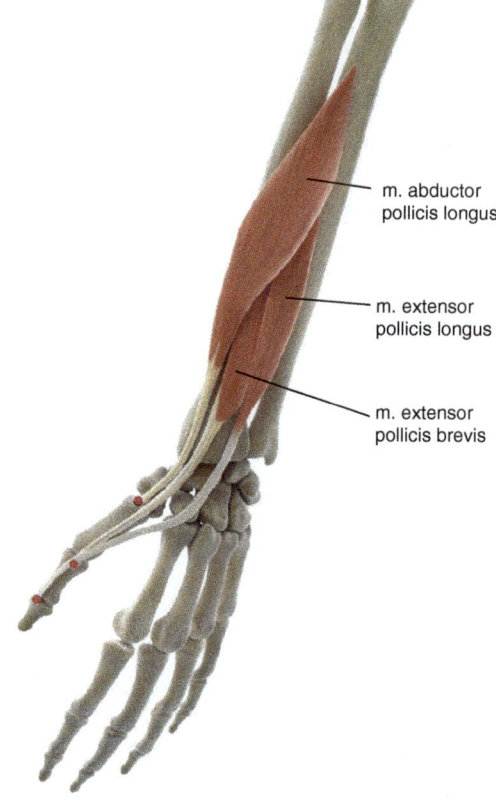

Figuur 6.9
Dorsomediaal aanzicht, linkeronderarm.

6.4 Ulnairabductie

Er zijn twee spieren die ulnairabductie geven in het polsgewricht. Ze worden hier kort beschreven.

M. extensor digitorum (synergist) (fig. 6.7)

Functie: radiaalabductie en dorsaalflexie van de hand. Daarnaast geeft de spier een strekking in de MP-, PIP- en DIP-gewrichten van de 2^e-5^e vinger.
 Origo: ontspringt van de epicondylus lateralis van de humerus.
 Insertie: insereert in de dorsale aponeurosen van de 2^e-5^e vinger.
 Innervatie: n. radialis (C6-C8).

M. flexor carpi ulnaris (fig. 6.1)

Functie: ulnairabductie en een palmairflexie van de hand.
 Origo:
 – *caput humerale*: ontspringt van de epicondylus medialis van de humerus;
 – *caput ulnare*: ontspringt van het olecranon van de ulna.

Insertie: insereert aan de hamulus ossis hamati en aan de basis van het os metacarpale V.
 Innervatie: n. ulnaris (C7-C8).

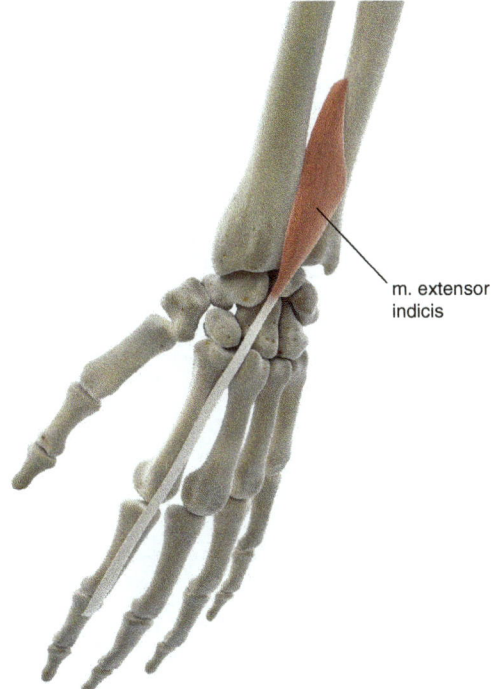

Figuur 6.10
Dorsomediaal aanzicht, linkerhand.

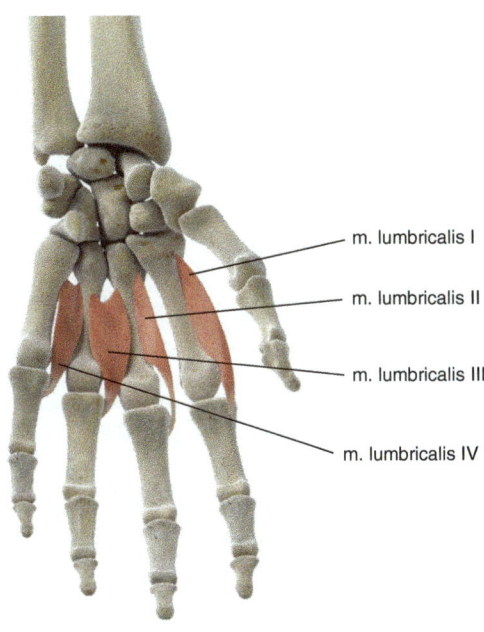

Figuur 6.11
Palmair aanzicht, linkerhand.

M. extensor carpi ulnaris (fig. 6.7)

Functie: ulnairabductie en dorsaalflexie van de hand.
  Origo:
- *caput humerale*: ontspringt van de epicondylus lateralis van de humerus en van het lig. collaterale radiale.
- *caput ulnare*: ontspringt van de dorsale zijde van de ulna.

Insertie: insereert aan de basis van het os metacarpale V.
  Innervatie: n. radialis (C7-C8).

6.5 Buigen van de vingers

Er zijn vijf spieren die buiging van de 2^e-5^e vinger geven. Ze worden hier kort beschreven.

M. flexor digitorum profundus (fig. 6.4)

Functie: buiging in de MP-, PIP- en DIP-gewrichten van de 2^e-5^e vinger. Daarnaast geeft de spier een palmairflexie van de hand.
  Origo: ontspringt van de facies anterior en de facies medialis van de ulna en van de membrana interossea.
  Insertie: insereert aan de palmaire zijden van de bases van de distale falangen van de 2^e-5^e vinger.
  Innervatie:
- *mediale deel*: n. ulnaris (C7-Th1);
- *laterale deel*: n. medianus (C7-Th1).

M. flexor digitorum superficialis (fig. 6.3)

Functie: buiging in de MP- en PIP-gewrichten van de 2^e-5^e vinger. Daarnaast geeft de spier een palmairflexie van de hand.
  Origo:
- *caput humerale*: ontspringt van de epicondylus medialis van de humerus;
- *caput ulnare*: ontspringt van de processus coronoideus van de ulna;

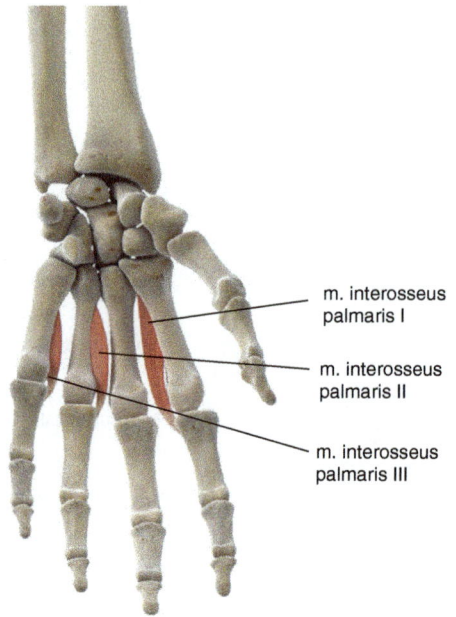 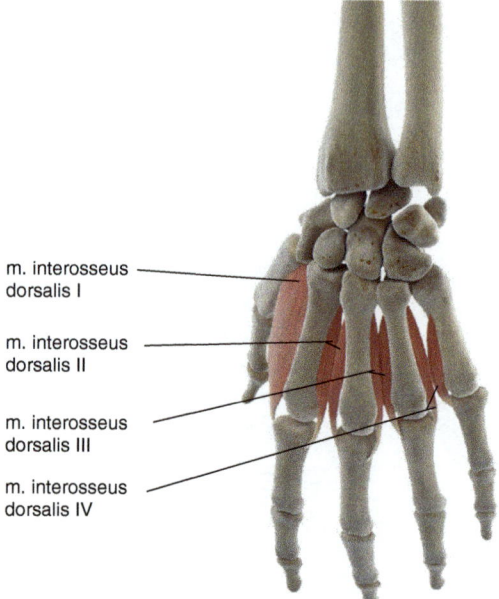

Figuur 6.12
Links: palmair aanzicht, linkerhand.
Rechts: dorsaal aanzicht, linkerhand.

– *caput radiale*: ontspringt van de margo anterior van de radius.

Insertie: insereert aan de zijkanten van de middelste falangen van de 2^e-5^e vinger.
Innervatie: n. medianus (C7-Th1).

Mm. lumbricales I-IV (fig. 6.11)

Functie: buiging en radiaalabductie in de MP-gewrichten en een strekking in de PIP- en DIP-gewrichten van de 2^e-5^e vinger.
Origo: ontspringen van de radiale zijden van de pezen van de m. flexor digitorum profundus.
Insertie: stralen uit in de dorsale aponeurosen van de 2^e-5^e vinger.
Innervatie:
– mm. lumbricales I en II door n. medianus (C8-Th1);
– mm. lumbricales III en IV door n. ulnaris (C8-Th1).

Mm. interossei palmares I-III (fig. 6.12)

Functie: buiging in de MP-gewrichten en een strekking in de PIP- en DIP-gewrichten van de 2^e, 4^e en 5^e vinger. Bovendien geeft de spier een ulnairabductie van de 2^e vinger en een radiaalabductie van de 4^e en 5^e vinger.
Origo: ontspringen van de ulnaire zijde van het os metacarpale II en van de radiale zijden van de ossa metacarpalia IV en V.
Insertie: stralen uit in de dorsale aponeurosen van de 2^e, 4^e en 5^e vinger.
Innervatie: n. ulnaris (C8-Th1).

Mm. interossei dorsales I-IV (fig. 6.12)

Functie: buiging in de MP-gewrichten en een strekking in de PIP- en DIP-gewrichten van de 2^e-4^e vinger. Bovendien geeft de spier een radiaalabductie van de 2^e en 3^e vinger en een ulnairabductie van de 3^e en 4^e vinger.
Origo: ontspringen van de ossa metacarpalia I-V.
Insertie: stralen uit in de dorsale aponeurosen van de 2^e-4^e vinger.
Innervatie: n. ulnaris (C8-Th1).

6.6 Strekken van de vingers

> Er zijn zes spieren die strekking van de 2^e-5^e vinger geven. Ze worden hier kort beschreven.

M. extensor digitorum (fig. 6.7)

Functie: strekking in de MP-, PIP- en DIP-gewrichten van de 2^e-5^e vinger. Daarnaast geeft de spier een radiaalabductie en dorsaalflexie van de hand.
  Origo: ontspringt van de epicondylus lateralis van de humerus.
  Insertie: insereert in de dorsale aponeurosen van de 2^e-5^e vinger.
  Innervatie: n. radialis (C6-C8).

M. extensor digiti minimi (fig. 6.8)

Functie: strekking in het MP-gewricht en de PIP- en DIP-gewrichten van de pink. Daarnaast geeft de spier een dorsaalflexie van de hand.
  Origo: ontspringt van de epicondylus lateralis van de humerus.
  Insertie: insereert in de dorsale aponeurose van de pink.
  Innervatie: n. radialis (C7-C8).

M. extensor indicis (fig. 6.10)

Functie: strekking in het MP-gewricht en de PIP- en DIP-gewrichten van de wijsvinger. Daarnaast geeft de spier een dorsaalflexie van de hand.
  Origo: ontspringt van de dorsale zijde van de ulna.
  Insertie: insereert in de dorsale aponeurose van de wijsvinger.
  Innervatie: n. radialis (C6-C8).

Mm. lumbricales I-IV (fig. 6.11)

Functie: strekking in de PIP- en DIP-gewrichten en een buiging en radiaalabductie in de MP-gewrichten van de 2^e-5^e vinger.
  Origo: ontspringen van de radiale zijden van de pezen van de m. flexor digitorum profundus.
  Insertie: stralen uit in de dorsale aponeurosen van de 2^e-5^e vinger.
  Innervatie:
- mm. lumbricales I en II door n. medianus (C8-Th1);
- mm. lumbricales III en IV door n. ulnaris (C8-Th1).

Mm. interossei palmares I-III (fig. 6.12)

Functie: strekking in de PIP- en DIP-gewrichten en een buiging in de MP-gewrichten van de 2^e, 4^e en 5^e vinger. Bovendien geeft de spier een ulnairabductie van de 2^e vinger en een radiaalabductie van de 4^e en 5^e vinger.
  Origo: ontspringen van de ulnaire zijde van het os metacarpale II en van de radiale zijden van de ossa metacarpalia IV en V.
  Insertie: stralen uit in de dorsale aponeurosen van de 2^e, 4^e en 5^e vinger.
  Innervatie: n. ulnaris (C8-Th1).

Mm. interossei dorsales I-IV (fig. 6.12)

Functie: strekking in de PIP- en DIP-gewrichten en een buiging in de MP-gewrichten van de 2^e-4^e vinger. Bovendien geeft de spier een radiaalabductie van de 2e en 3e vinger en een ulnairabductie van de 3e en 4e vinger.
  Origo: ontspringen van de ossa metacarpalia I-V.
  Insertie: stralen uit in de dorsale aponeurosen van de 2e-4e vinger.
  Innervatie: n. ulnaris (C8-Th1).

6.7 Spreiden van de vingers

> Er is één spiergroep die spreiding van de 2e-5e vinger geeft ten opzichte van een denkbeeldige lijn door het midden van de derde vinger. Deze wordt hier kort beschreven.

Mm. interossei dorsales I-IV (fig. 6.12)

Functie: radiaalabductie van de 2e en 3e vinger en een ulnairabductie van de 3e en 4e vinger. Bovendien geeft de spier een strekking in de PIP- en DIP-gewrichten van, en een buiging in de MP-gewrichten van de 2e-4e vinger.
  Origo: ontspringen van de ossa metacarpalia I-V.
  Insertie: stralen uit in de dorsale aponeurosen van de 2e-4e vinger.
  Innervatie: n. ulnaris (C8-Th1).

6.8 Sluiten van de vingers

> Er is één spiergroep die sluiting van de 2e-5e vinger geeft ten opzichte van een denkbeeldige

lijn door het midden van de derde vinger. Deze wordt hier kort beschreven.

Mm. interossei palmares I-III (fig. 6.12)

Functie: ulnairabductie van de 2e vinger en een radiaalabductie van de 4e en 5e vinger. Bovendien geeft de spier een strekking in de PIP- en DIP-gewrichten en een buiging in de MP-gewrichten van de 2^e, 4e en 5e vinger.
Origo: ontspringen van de ulnaire zijde van het os metacarpale II en van de radiale zijden van de ossa metacarpalia IV en V.
Insertie: stralen uit in de dorsale aponeurosen van de 2e, 4e en 5e vinger.
Innervatie: n. ulnaris (C8-Th1).

6.9 Radiaalabductie van de vingers

Er is één spiergroep die radiaalabductie van de 2e-5e vinger geeft. Deze wordt hier kort beschreven.

Mm. lumbricales I-IV (fig. 6.11)

Functie: radiaalabductie en een buiging in de MP-gewrichten en een strekking in de PIP- en DIP-gewrichten van de 2e-5e vinger.
Origo: ontspringen van de radiale zijden van de pezen van de m. flexor digitorum profundus.
Insertie: stralen uit in de dorsale aponeurosen van de 2^e-5^e vinger.
Innervatie:
– mm. lumbricales I en II door n. medianus (C8-Th1);
– mm. lumbricales III en IV door n. ulnaris (C8-Th1).

6.10 Buigen van de duim

Er zijn vier spieren die buiging van de duim geven. Ze worden hier kort beschreven.

M. flexor pollicis longus (fig. 6.5)

Functie: buiging in het CMC-gewricht en een buiging in het MP- en IP-gewricht van de duim. Daarnaast geeft de spier een palmairflexie van de hand.

Origo: ontspringt van de facies anterior van de radius en van de membrana interossea.
Insertie: insereert aan de palmaire zijde van de distale falanx van de duim.
Innervatie: n. medianus (C7-Th1).

M. flexor pollicis brevis (fig. 6.13)

Functie: buiging, adductie en een oppositie in het CMC-gewricht en een buiging in het MP-gewricht van de duim.
Origo:
– *caput superficiale*: ontspringt van het os trapezium en van het retinaculum flexorum.
– *caput profundum* (niet afgebeeld): ontspringt van het os trapezium en het os capitatum.

Insertie: insereert aan de basis van de proximale falanx van de duim.
Innervatie:
– *caput superficiale*: n. medianus (C8-Th1).
– *caput profundum*: n. ulnaris (C8-Th1).

M. abductor pollicis brevis (fig. 6.13)

Functie: buiging, abductie en een oppositie in het CMC-gewricht van de duim.
Origo: ontspringt van de eminentiae radiales van de pols en van het retinaculum musculorum flexorum.
Insertie: insereert via het radiale sesambeen aan de basis van de proximale falanx van de duim.
Innervatie: n. medianus (C8-Th1).

M. opponens pollicis (fig. 6.14)

Functie: buiging en een oppositie van het CMC-gewricht van de duim.
Origo: ontspringt van het os trapezium.
Insertie: insereert aan de radiale rand van het os metacarpale I.
Innervatie: n. medianus (C8-Th1).

6.11 Strekken van de duim

Er zijn drie spieren die strekking van de duim geven. Ze worden hier kort beschreven.

M. extensor pollicis longus (fig. 6.9)

Functie: strekking, adductie en een repositie in het CMC-gewricht en een strekking in het MP-ge-

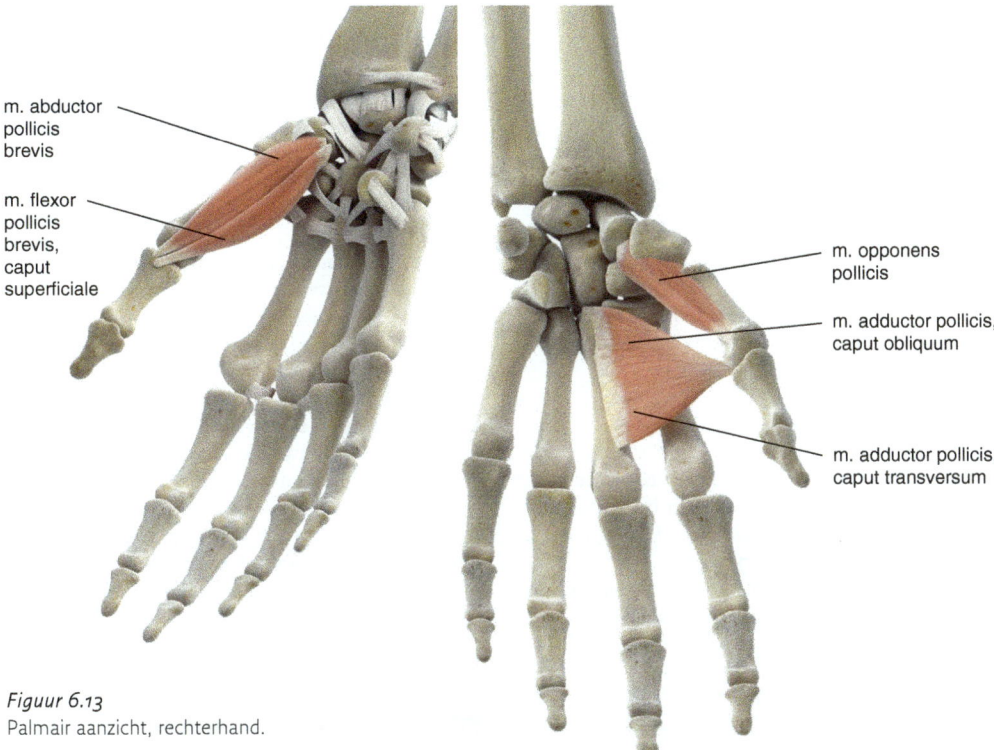

Figuur 6.13
Palmair aanzicht, rechterhand.

Figuur 6.14
Palmair aanzicht, linkerhand.

wricht en het IP-gewricht van de duim. Daarnaast geeft de spier een dorsaalflexie en een radiaalabductie van de hand.
Origo: ontspringt van de dorsale zijden van de ulna en van de membrana interossea.
Insertie: insereert aan de basis van de distale falanx van de duim.
Innervatie: n. radialis (C6-C8).

M. extensor pollicis brevis (fig. 6.9)

Functie: strekking, abductie en repositie in het CMC-gewricht en een strekking in het MP-gewricht van de duim. Daarnaast geeft de spier een radiaalabductie van de hand.
Origo: ontspringt van de dorsale zijden van de radius en van de membrana interossea.
Insertie: insereert aan de basis van de proximale falanx van de duim.
Innervatie: n. radialis (C6-C8).

M. abductor pollicis longus (fig. 6.9)

Functie: strekking en abductie in het CMC-gewricht van de duim. Daarnaast geeft de spier een radiaalabductie van de hand.

Origo: ontspringt van de facies posterior van de ulna en radius en van de membrana interossea.
Insertie: insereert aan de basis van het os metacarpale I.
Innervatie: n. radialis (C6-C8).

6.12 Abductie van de duim

Er zijn drie spieren die abductie van de duim geven. Ze worden hier kort beschreven.

M. abductor pollicis longus (fig. 6.9)

Functie: abductie en een strekking in het CMC-gewricht van de duim. Daarnaast geeft de spier een radiaalabductie van de hand.
Origo: ontspringt van de facies posterior van de ulna en radius en van de membrana interossea.

Insertie: insereert aan de basis van het os metacarpale I.
Innervatie: n. radialis (C6-C8).

M. abductor pollicis brevis (fig. 6.13)

Functie: abductie, buiging en een oppositie in het CMC-gewricht van de duim.
Origo: ontspringt van de eminentiae radiales van de pols en van het retinaculum musculorum flexorum.
Insertie: insereert via het radiale sesambeen aan de basis van de proximale falanx van de duim.
Innervatie: n. medianus (C8-Th1).

M. extensor pollicis brevis (fig. 6.9)

Functie: abductie, strekking en een repositie in het CMC-gewricht en een strekking in het MP-gewricht van de duim. Daarnaast geeft de spier een radiaalabductie van de hand.
Origo: ontspringt van de dorsale zijden van de radius en van de membrana interossea.
Insertie: insereert aan de basis van de proximale falanx van de duim.
Innervatie: n. radialis (C6-C8).

6.13 Adductie van de duim

Er zijn drie spieren die adductie van de duim geven. Ze worden hier kort beschreven.

M. adductor pollicis (fig. 6.14)

Functie: adductie in het CMC-gewricht van de duim.
Origo:
– *caput obliquum:* ontspringt van de basis van het os metacarpale II en het os capitatum;
– *caput transversum:* ontspringt van het os metacarpale III.

Insertie: insereert via het ulnaire sesambeen aan de basis van de proximale falanx van de duim.
Innervatie: n. ulnaris (C8-Th1).

M. flexor pollicis brevis (fig. 6.13)

Functie: adductie, buiging en een oppositie in het CMC-gewricht en een buiging in het MP-gewricht van de duim.

Origo:
– *caput superficiale:* ontspringt van het os trapezium en van het retinaculum flexorum;
– *caput profundum* (niet afgebeeld): ontspringt van het os trapezium en het os capitatum.

Insertie: insereert aan de basis van de proximale falanx van de duim.
Innervatie:
– *caput superficiale:* n. medianus (C8-Th1);
– *caput profundum:* n. ulnaris (C8-Th1).

M. extensor pollicis longus (fig. 6.9)

Functie: adductie, strekking en een repositie in het CMC-gewricht en een strekking in het MP-gewricht en het IP-gewricht van de duim. Daarnaast geeft de spier een dorsaalflexie en een radiaalabductie van de hand.
Origo: ontspringt van de dorsale zijden van de ulna en van de membrana interossea.
Insertie: insereert aan de basis van de distale falanx van de duim.
Innervatie: n. radialis (C6-C8).

6.14 Oppositie van de duim

Er zijn drie spieren die oppositie van de duim geven. Ze worden hier kort beschreven.

M. opponens pollicis (fig. 6.14)

Functie: oppositie en een buiging van het CMC-gewricht van de duim.
Origo: ontspringt van het os trapezium.
Insertie: insereert aan de radiale rand van het os metacarpale I.
Innervatie: n. medianus (C8-Th1).

M. abductor pollicis brevis (fig. 6.13)

Functie: oppositie, abductie en een buiging in het CMC-gewricht van de duim.
Origo: ontspringt van de eminentiae radiales van de pols en van het retinaculum musculorum flexorum.
Insertie: insereert via het radiale sesambeen aan de basis van de proximale falanx van de duim.
Innervatie: n. medianus (C8-Th1).

M. flexor pollicis brevis (fig. 6.13)

Functie: oppositie, adductie en een buiging in het CMC-gewricht en een buiging in het MP-gewricht van de duim.
Origo:
- *caput superficiale*: ontspringt van het os trapezium en van het retinaculum flexorum;
- *caput profundum* (niet afgebeeld): ontspringt van het os trapezium en het os capitatum.

Insertie: insereert aan de basis van de proximale falanx van de duim.
Innervatie:
- *caput superficiale*: n. medianus (C8-Th1).
- *caput profundum*: n. ulnaris (C8-Th1).

6.15 Repositie van de duim

Er zijn twee spieren die repositie van de duim geven. Ze worden hier kort beschreven.

M. extensor pollicis longus (fig. 6.9)

Functie: repositie, adductie en een strekking in het CMC-gewricht en een strekking in het MP-gewricht en het IP-gewricht van de duim. Daarnaast geeft de spier een dorsaalflexie en een radiaalabductie van de hand.
Origo: ontspringt van de dorsale zijden van de ulna en van de membrana interossea.
Insertie: insereert aan de basis van de distale falanx van de duim.
Innervatie: n. radialis (C6-C8).

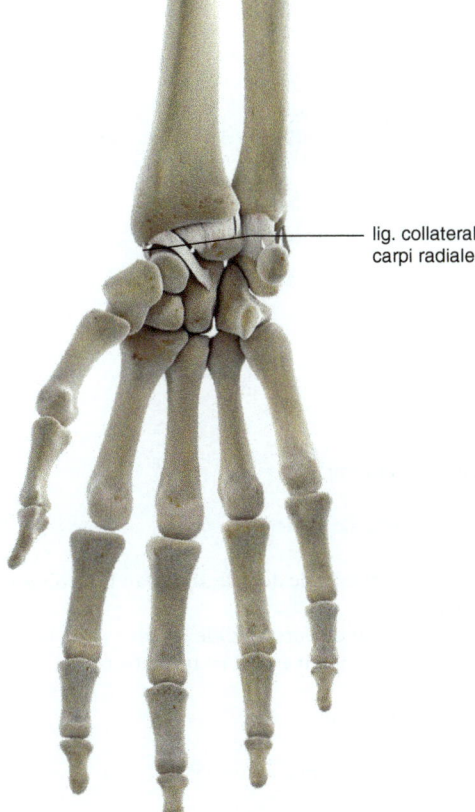
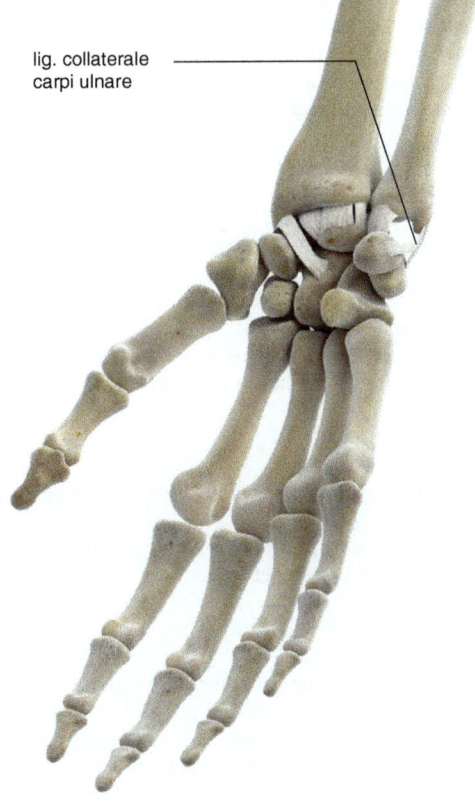

Figuur 6.15
Links: palmair aanzicht, rechterhand.
Rechts: palmair aanzicht, rechterhand.

M. extensor pollicis brevis (fig. 6.9)

Functie: repositie, abductie en een strekking in het CMC-gewricht en een strekking in het MP-gewricht van de duim. Daarnaast geeft de spier een radiaalabductie van de hand.
 Origo: ontspringt van de dorsale zijden van de radius en van de membrana interossea.
 Insertie: insereert aan de basis van de proximale falanx van de duim.
 Innervatie: n. radialis (C6-C8).

6.16 Ligamenten van de pols

We beschrijven hier de belangrijkste ligamenten van de pols.

De handwortelbeenderen van de proximale rij en die van de distale rij zijn met elkaar verbonden door de ligg. intercarpalia dorsalia, interossea en palmaria (de eerste is afgebeeld in fig. 6.17).
 Daarnaast kunnen ligamenten van een palmair, dorsaal en een lateraal systeem onderscheiden worden.

Palmair systeem:

Lig. radiocarpale palmare (fig. 6.18)

Functie: versterkt de palmaire zijde van het polsgewricht.
 Loopt vanaf de processus styloideus radii naar het os capitatum en het os triquetrum.

Lig. ulnocarpale palmare (fig. 6.18)

Functie: versterkt de palmaire zijde van het polsgewricht.
 Loopt vanaf de processus styloideus ulnae naar het os triquetrum en het os lunatum.

Lig. carpi radiatum (fig. 6.16)

Functie: versterkt de palmaire zijde van het polsgewricht.
 Straalt vanaf de palmaire zijde van het os capitatum uit naar het os scaphoideum en het os triquetrum.

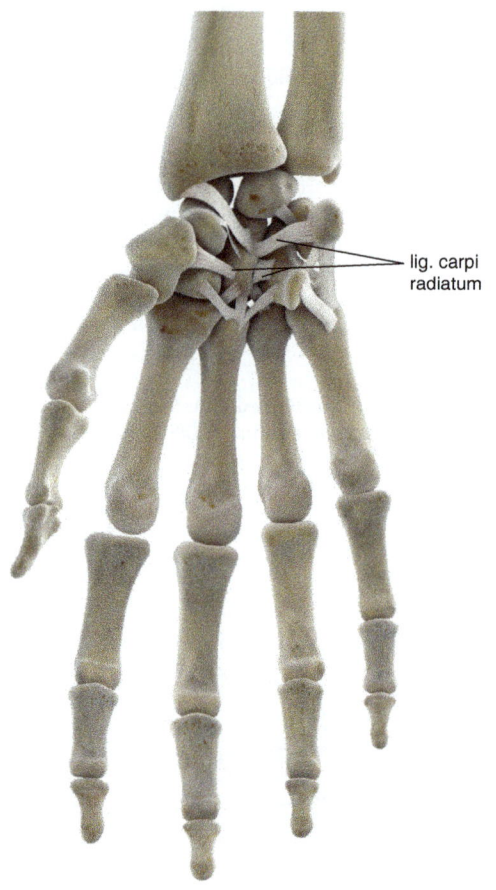

Figuur 6.16
Palmair aanzicht, rechterhand.

Dorsaal systeem:

Lig. radiocarpale dorsale (fig. 6.17)

Functie: versterkt de dorsale zijde van het polsgewricht.
 Loopt vanaf de dorsale zijde van de radius naar het os scaphoideum en het os triquetrum.

Lateraal systeem:

Lig. collaterale carpi ulnare en radiale (fig. 6.15)

Is onderdeel van de peesscheden van de dorsale onderarmspieren en is aan de ulnaire en radiale zijde gedeeltelijk met het kapsel van het polsgewricht vergroeid.

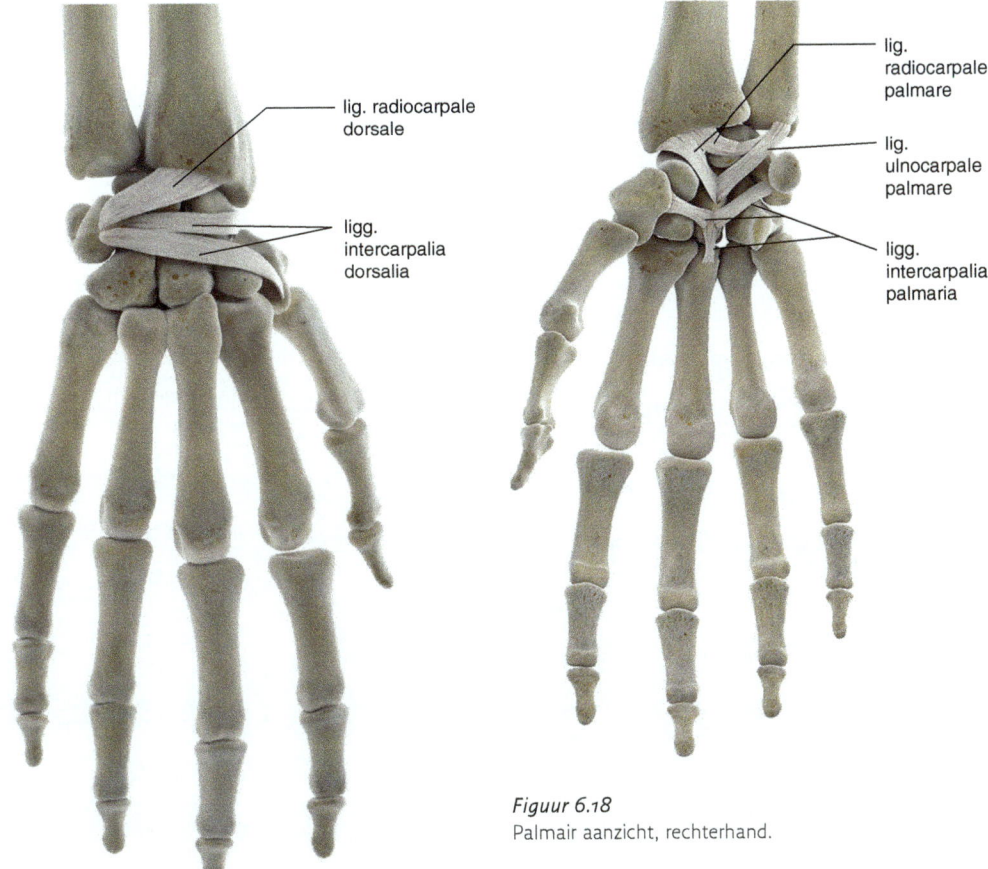

Figuur 6.17
Dorsaal aanzicht, rechterhand.

Figuur 6.18
Palmair aanzicht, rechterhand.

6.17 Schema bewegingen van de pols en de hand

In het volgende schema staan de bewegingen van de pols en hand met de daarbij behorende musculatuur.

Functie	Musculatuur
Palmairflexie	M. flexor carpi radialis
	M. palmaris longus
	M. flexor carpi ulnaris
	M. flexor digitorum superficialis (synergist)
	M. flexor digitorum profundus
	M. flexor pollicis longus (synergist)
Dorsaalflexie	M. extensor carpi radialis longus
	M. extensor carpi radialis brevis
	M. extensor carpi ulnaris
	M. extensor digitorum (synergist)
	M. extensor digiti minimi (synergist)
	M. extensor pollicis longus (synergist)
	M. extensor indicis (synergist)
Radiaalabductie	M. flexor carpi radialis
	M. extensor carpi radialis longus
	M. extensor carpi radialis brevis
	M. abductor pollicis longus
	M. extensor pollicis brevis
	M. extensor pollicis longus
	M. extensor digitorum (synergist)
Ulnairabductie	M. flexor carpi ulnaris

6.18 Schema bewegingen van de 2^e-5^e vinger

In het volgende schema staan de bewegingen van de 2^e-5^e vinger met de daarbij behorende musculatuur (let op: geldt niet voor alle vingers, de specifieke beschrijving is hiervoor gegeven).

Functie	Musculatuur
Buigen van de vingers	M. flexor digitorum profundus
	M. flexor digitorum superficialis
	Mm. lumbricales
	M. interossei palmares I-III
	M. interossei dorsales I-IV
Strekken van de vingers	M. extensor digitorum
	M. extensor digiti minimi
	M. extensor indicis
	Mm. lumbricales
	Mm. interossei palmares I-III
	Mm. interossei dorsales I-IV
Spreiden van de vingers	Mm. interossei dorsales
Sluiten van de vingers	Mm. interossei palmares
Radiaalabductie van de vingers	Mm. lumbricales

6.19 Schema bewegingen van de duim

In het volgende schema staan de bewegingen van de duim met de daarbij behorende musculatuur.

Functie	Musculatuur
Buigen van de duim	M. flexor pollicis longus
	M. flexor pollicis brevis
	M. abductor pollicis brevis
	M. opponens pollicis
Strekken van de duim	M. extensor pollicis longus
	M. extensor pollicis brevis
	M. abductor pollicis longus
Abductie van de duim	M. abductor pollicis longus
	M. abductor pollicis brevis
	M. extensor pollicis brevis
Adductie van de duim	M. adductor pollicis
	M. flexor pollicis brevis
	M. extensor pollicis longus
Oppositie van de duim	M. opponens pollicis
	M. abductor pollicis brevis
	M. flexor pollicis brevis
Repositie van de duim	M. extensor pollicis longus
	M. extensor pollicis brevis

7 Anatomie van de wervelkolom

Aan de wervelkolom kunnen de volgende onderdelen onderscheiden worden: de cervicale, thoracale en lumbale wervelkolom, het sacrum en het os coccygis.

De cervicale wervelkolom bestaat uit zeven halswervels (vertebrae cervicales).

As	Vlak	Beweging
transversaal	sagittaal	flexie/extensie
sagittaal	frontaal	lateroflexie
longitudinaal	transversaal	rotatie

De volgende bewegingsuitslagen in de cervicale wervelkolom zijn mogelijk:
- maximale flexie: 65°;
- maximale extensie: 40°;
- maximale lateroflexie, naar beide zijden: 35°;
- maximale rotatie, naar beide zijden: 50°.

De *cervicale wervelkolom* bestaat uit de volgende gewrichten:
- art. atlanto-occipitalis, gevormd door de foveae articulares superiores van de atlas en de condyli van het os occipitale;
- artt. atlanto-axialis laterales, gevormd door de onderste gewrichtsvlakken van de atlas en de bovenste gewrichtsvlakken van de axis;
- art. atlanto-axialis mediana, waarin het voorste gewrichtsvlak van de dens articuleert met de fovea dentis aan de achterzijde van de arcus anterior atlantis; het achterste gewrichtsvlak van de dens articuleert met het lig. transversum atlantis dat is uitgespannen tussen de twee massae laterales van de atlas;
- artt. zygapophysiales ofwel facetgewrichten, gevormd door de processus articulares superiores en inferiores van twee opvolgende wervels.

De *thoracale wervelkolom* bestaat uit twaalf borstwervels (vertebrae thoracicae).

De volgende bewegingsuitslagen in de thoracale wervelkolom zijn mogelijk:
- maximale flexie: 35°;
- maximale extensie: 25°;
- maximale lateroflexie, naar beide zijden: 20°;
- maximale rotatie, naar beide zijden: 35°.

De thoracale wervelkolom omvat de volgende gewrichten:
- artt. zygapophysiales ofwel facetgewrichten, gevormd door de processus articulares superiores en inferiores van twee opvolgende wervels.

Op het wervellichaam van de thoracale wervelkolom bevinden zich daarnaast de gewrichtsvlakken voor de verbindingen tussen de ribben en de wervelkolom:
- artt. costovertebrales; deze verbindingen bestaan uit twee gescheiden gewrichten:
  - art. capitis costae, gevormd door de facies articularis van het caput costae en door de foveae costales inferior en superior van twee opeenvolgende wervellichamen.
- art. costotransversaria, gevormd door het tuberculum costae en het uiteinde van de processus transversus van de wervel.

De *lumbale wervelkolom* bestaat uit vijf lendenwervels (vertebrae lumbales).

De volgende bewegingsuitslagen in de lumbale wervelkolom zijn mogelijk:
- maximale flexie: 40-60°;
- maximale extensie: 20-35°;
- maximale lateroflexie: 15-20°;
- maximale rotatie: 3-18°.

De lumbale wervelkolom omvat onder andere de volgende gewrichten:
- artt. zygapophysiales ofwel de facetgewrichten

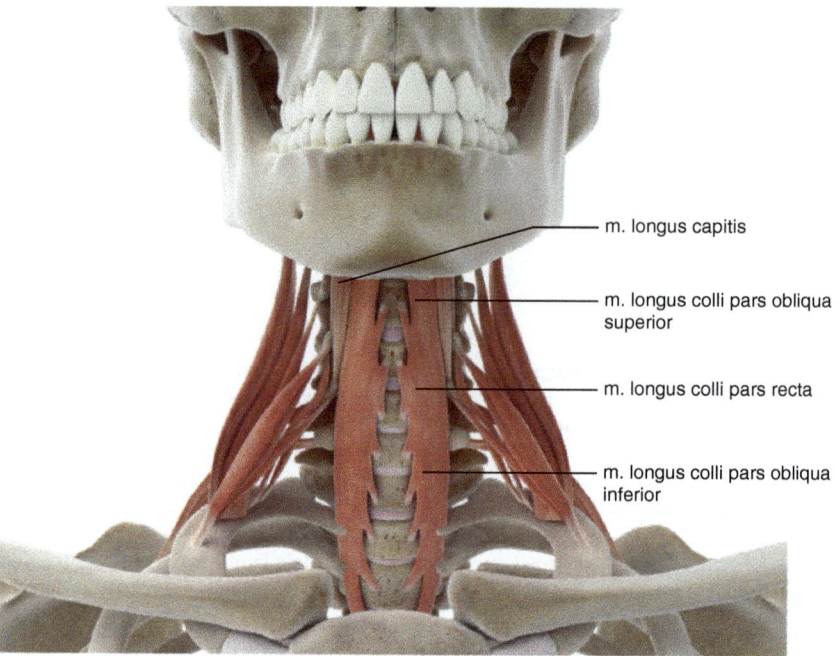

Figuur 7.1
Ventraal aanzicht.

welke worden gevormd door de processus articulares superiores en inferiores van twee opvolgende wervels.

Het *os sacrum* is opgebouwd uit vijf vergroeide heiligbeenwervels (vertebrae sacrales).
Op het os sacrum zijn de volgende gewrichten te vinden:
- art. sacrococcygea; hierin bevindt zich de verbinding van het os sacrum en het os coccygis.
- art. sacro-iliaca, de verbinding tussen het os sacrum en het os ilium.

In de art. sacro-iliaca zijn de bewegingen nutatie en contranutatie mogelijk. Deze bewegingen zijn echter gering (minder dan 2 graden).

Het *os coccygis* is opgebouwd uit drie tot zes staartwervels (vertebrae coccygeales).

7.1 Flexoren van de wervelkolom

Er zijn acht spieren die flexie van de wervelkolom geven. Ze worden hier kort beschreven. De betreffende regio wordt aangegeven.

M. longus colli pars recta (fig. 7.1 en 7.2) – regio: CWK

Functie: de pars recta buigt de halswervelkolom voorover. De partes obliquae geven een rotatie ipsilateraal en de spier in zijn geheel geeft een lateroflexie van de halswervelkolom.
Origo:
- *pars recta*: ontspringt van het voorvlak van de wervellichamen van C5-Th3;
- *pars obliqua superior*: ontspringt van de processus transversi van C3-C5;
- *pars obliqua inferior*: ontspringt van het voorvlak van de wervellichamen Th1-Th3.

Insertie:
- *pars recta*: insereert aan het voorvlak van de wervellichamen van C2-C4;

7 Anatomie van de wervelkolom

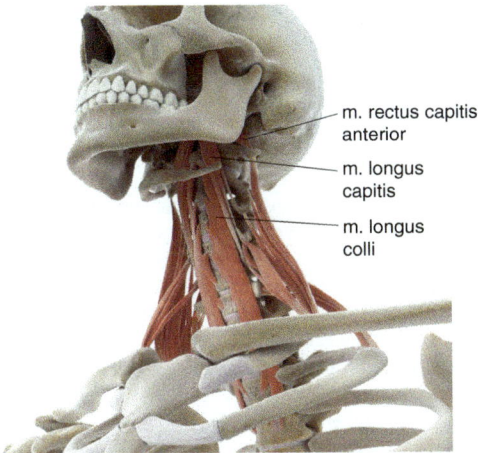

Figuur 7.2
Ventrolateraal aanzicht.

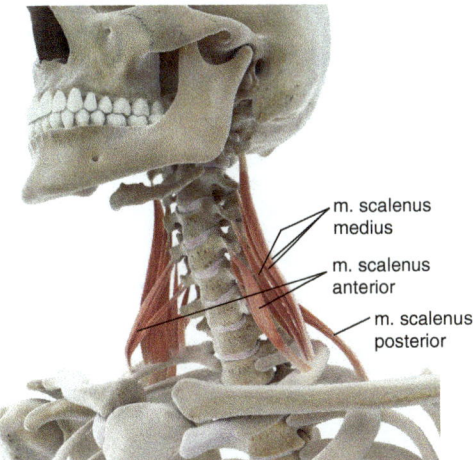

Figuur 7.3
Ventrolateraal aanzicht.

- *pars obliqua superior*: insereert aan het tuberculum anterius van de atlas;
- *pars obliqua inferior*: insereert aan de processus transversi van C5-C6.

Innervatie: directe takken van de plexus cervicalis (C2-C6).

M. longus capitis (fig. 7.1) – regio: CWK

Functie: buigt de halswervelkom en het hoofd voorover. Daarnaast geeft de spier een lateroflexie en een rotatie ipsilateraal van het hoofd.
 Origo: ontspringt van de processus transversi C3-C6.
 Insertie: insereert aan de pars basilaris van het os occipitale.
 Innervatie: directe takken van de plexus cervicalis (C1-C4).

M. rectus capitis anterior (fig. 7.2) – regio: CWK

Functie: buigt het hoofd voorover. Daarnaast geeft de spier een lateroflexie in het atlanto-occipitale gewricht.
 Origo: ontspringt van de massa lateralis van de atlas.
 Insertie: insereert aan de pars basilaris van het os occipitale.
 Innervatie: rami ventrales van de eerste cervicale zenuw.

M. scalenus anterior (fig. 7.3) – regio: CWK

Functie: bij een tweezijdige contractie buigt de halswervelkolom voorover of heft de 1^e rib. Buigt bij een eenzijdige contractie de halswervelkolom zijwaarts.
 Origo: ontspringt van de processus transversi C3-C6.
 Insertie: insereert aan het tuberculum m. scaleni anterioris van de 1^e rib.
 Innervatie: directe takken van de plexus cervicalis en de plexus brachialis (C3-C6).

M. scalenus medius (fig. 7.3) – regio: CWK

Functie: bij een tweezijdige contractie buigt de halswervelkolom voorover of wordt de 1^e rib geheven. Bij een eenzijdige contractie vindt er een lateroflexie van de halswervelkolom plaats.
 Origo: ontspringt van de processus transversi C3-C7.
 Insertie: insereert aan de 1^e rib.
 Innervatie: directe takken van de plexus cervicalis en brachialis (C3-C6).

M. rectus abdominis (fig. 7.4) – regio: TWK

Functie: buigt de wervelkolom voorover, is een hulpademhalingsspier en geeft depressie van de ribben.
 Origo: ontspringt van het kraakbeen van de 5^e-7^e rib en de processus xiphoideus van het sternum.

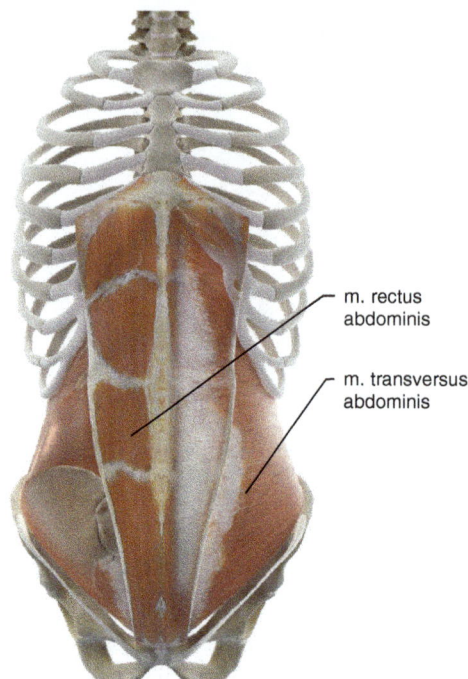

Insertie: insereert aan het symphysis pubica en aan het tuberculum pubicum.
Innervatie: nn. intercostales (Th5-Th12).

M. obliquus abdominis externus (fig. 7.5) – regio: TWK/LWK

Functie: buigt bij een tweezijdige contractie de wervelkolom voorover, geeft een depressie van de ribben en verhoogt de intra-abdominale druk. Bij een eenzijdige contractie draait de wervelkolom naar de contralaterale zijde en vindt er een lateroflexie van de wervelkolom plaats.
Origo: ontspringt van de buitenzijden van de 5^e-12^e rib.
Insertie: insereert aan het labium externum van de crista iliaca en de linea alba.
Innervatie: nn. intercostales (Th5-Th12) en de n. iliohypogastricus.

M. obliquus abdominis internus (fig. 7.5) – regio: TWK/LWK

Functie: bij een tweezijdige contractie vindt er een buiging van de romp plaats en wordt de intra-abdominale druk verhoogd. Bij een eenzijdige contractie vindt er een lateroflexie en een ipsilaterale rotatie van de wervelkolom plaats.

Figuur 7.4
Ventraal aanzicht.

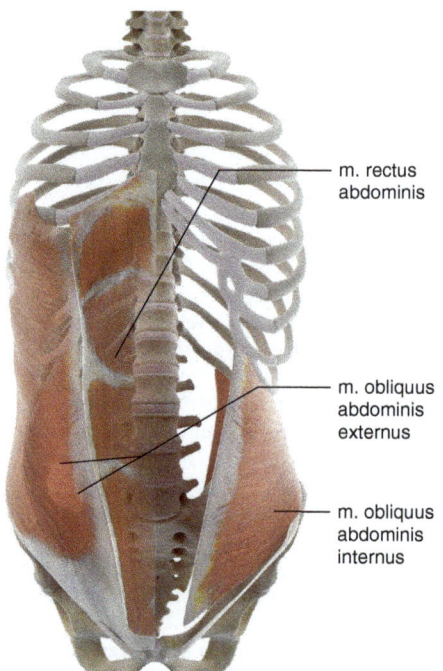

Figuur 7.5
Ventraal aanzicht.

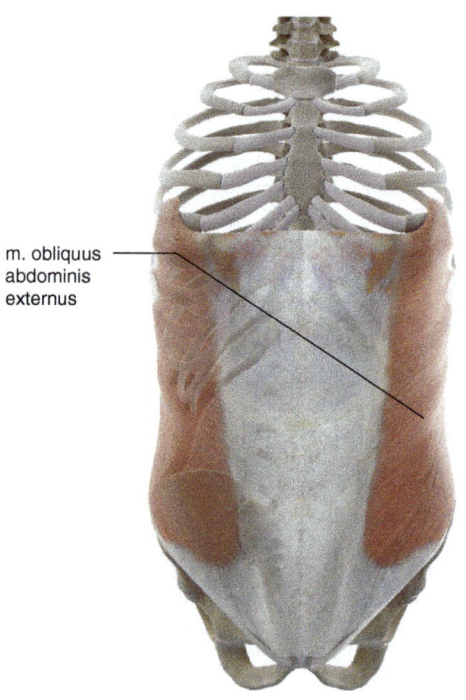

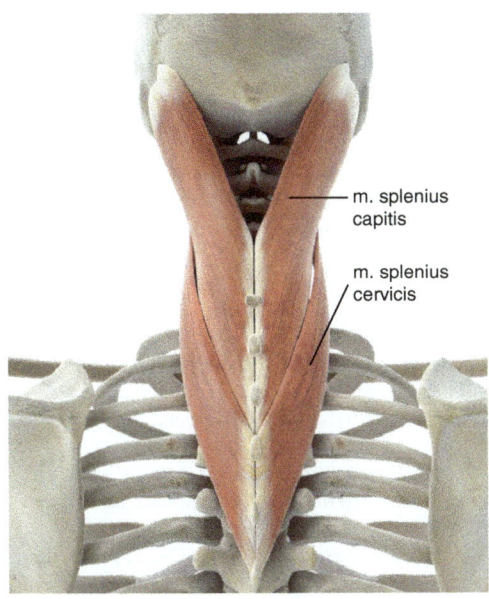

Figuur 7.6
Dorsaal aanzicht.

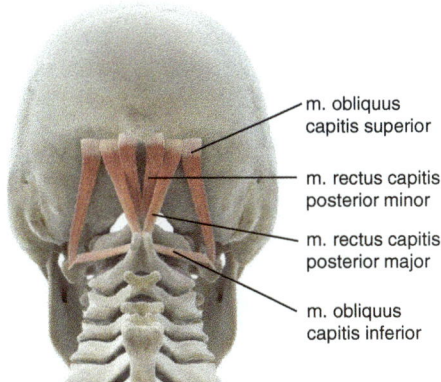

Figuur 7.7
Dorsaal aanzicht.

ale vezels insereren lateraal aan de linea nuchalis superior en de processus mastoideus.
Innervatie: rami dorsales van de spinale zenuwen (C1-C6).

M. rectus capitis posterior major (fig. 7.7 en 7.13) – regio CWK

Functie: bij een tweezijdige contractie buigt het hoofd achterover. Bij een eenzijdige contractie draait het hoofd naar de ipsilaterale zijde.
Origo: ontspringt van de processus spinosus van de axis.
Insertie: insereert aan het laterale deel van de linea nuchalis inferior.
Innervatie: rami dorsales van C1.

Origo: ontspringt van de fascia thoracolumbalis, de linea intermedia van de crista iliaca en van de spina iliaca anterior superior.
Insertie: insereert aan de 10^e-12^e rib, linea alba en aan de processsus costales L1-L4.
Innervatie: nn. intercostales (Th8-12), n. iliohypogastricus, n. ilioinguinalis.

7.2 Extensoren van de wervelkolom

> Er zijn veertien spieren die extensie van de wervelkolom geven. Ze worden hier kort beschreven. De betreffende regio wordt aangegeven.

M. splenius (fig. 7.6) – regio: CWK

Functie: bij een tweezijdige contractie buigen de halswervelkolom en het hoofd achterover. Bij een eenzijdige contractie draaien de halswervelkolom en het hoofd naar de ipsilaterale zijde.
Origo: ontspringt vanaf de processus spinosi van de 3^e-7^e halswervel en van de 1^e-3^e borstwervel.
Insertie: de caudale vezels insereren aan de processus transversi van de 1^e-3^e halswervel. De crani-

M. rectus capitis posterior minor (fig. 7.7 en 7.13) – regio: CWK

Functie: bij een tweezijdige contractie buigt het hoofd achterover. Bij een eenzijdige contractie draait het hoofd naar de ipsilaterale zijde.
Origo: ontspringt van het tuberculum posterius van de atlas.
Insertie: insereert aan het mediale deel van de linea nuchalis inferior.
Innervatie: rami dorsales van C1.

M. obliquus capitis superior (fig. 7.7 en 7.13) – regio: CWK

Functie: bij een tweezijdige contractie buigt het hoofd achterover. Bij een eenzijdige contractie draait het hoofd naar de contralaterale zijde en vindt er een lateroflexie van de wervelkolom plaats.

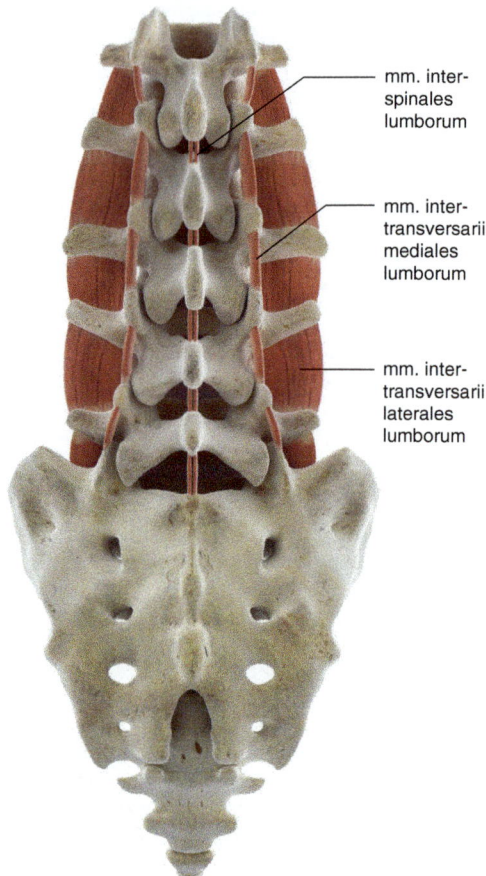

Figuur 7.8
Dorsaal aanzicht.

mm. interspinales lumborum

mm. intertransversarii mediales lumborum

mm. intertransversarii laterales lumborum

Origo: ontspringt van de processus transversus van de atlas.
Insertie: insereert aan de schedel tussen de lineae nuchalis superior en inferior.
Innervatie: rami dorsales van C1.

M. obliquus capitis inferior (fig. 7.7 en 7.13) – regio: CWK

Functie: bij een tweezijdige contractie buigt het hoofd achterover. Bij een eenzijdige contractie draaien de atlas en het hoofd naar de ipsilaterale zijde.
Origo: ontspringt van de processus spinosus van de axis.
Insertie: insereert aan de processus transversus van de atlas.
Innervatie: rami dorsales van C1.

M. interspinalis (fig. 7.8) – regio: CWK/LWK

Functie: buigt de halswervelkolom en lumbale wervelkolom achterover.
Verloop: de mm. interspinales cervicis en lumborum verbinden de processus spinosi van opeenvolgende wervels.
Innervatie: wordt geïnnerveerd door de rami dorsales van de spinale zenuwen.

M. spinalis (fig. 7.9) – regio CWK/TWK

Functie: buigt bij een tweezijdige contractie de halswervelkolom en borstwervelkolom achterover. Bij een eenzijdige contractie vindt er een lateroflexie van de hals- en borstwervelkolom plaats.
Origo:
– *m. spinalis thoracis*: ontspringt van de processus spinosus van de 10^e-12^e borstwervel en van de 1^e-3^e lendenwervel;
– *m. spinalis cervicis*: ontspringt van de processus spinosus van de eerste twee borstwervels en van de 5^e-7^e halswervel.

Insertie:
– *m. spinalis thoracis*: insereert aan de processus transversus van de 2^e-8^e borstwervel;
– *m. spinalis cervicis*: insereert aan de processus transversus van de 2^e-4^e halswervel.

Innervatie: rami dorsales van de spinale zenuwen.

M. iliocostalis (fig. 7.10) – regio: CWK/TWK/LWK

Functie: bij een tweezijdige contractie wordt de wervelkolom achterover gebogen. Bij een eenzijdige contractie geeft de spier lateroflexie van de wervelkolom.
Origo:
– *m. iliocostalis lumborum*: ontspringt van het os sacrum, crista iliaca en de fascia thoracolumbalis;
– *m. iliocostalis thoracis*: ontspringt van de 7^e-12^e rib;
– *m. iliocostalis cervicis*: ontspringt van de 3^e-7^e rib.

Insertie:
– *m. iliocostalis lumborum*: insereert aan de 6^e-12^e rib;
– *m. iliocostalis thoracis*: insereert aan de 1^e-6^e rib;
– *m. iliocostalis cervicis*: insereert aan de processus transversus van de 4^e-6^e halswervel.

Innervatie: rami dorsales van de spinale zenuwen (C8-L1).

7 Anatomie van de wervelkolom

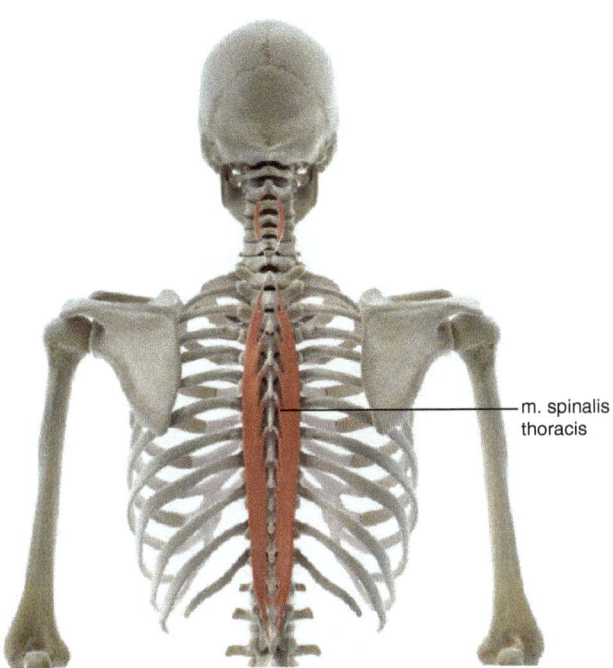

Figuur 7.9
Dorsaal aanzicht.

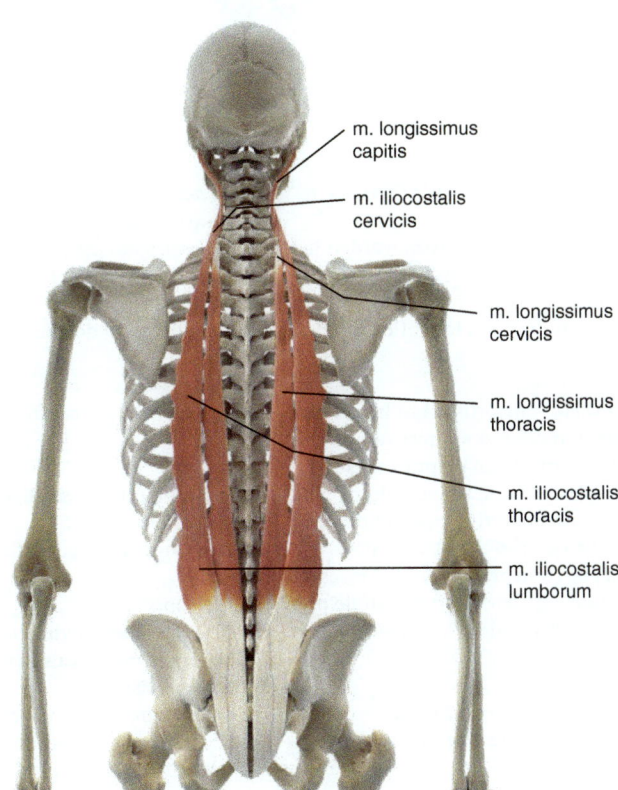

Figuur 7.10
Dorsaal aanzicht.

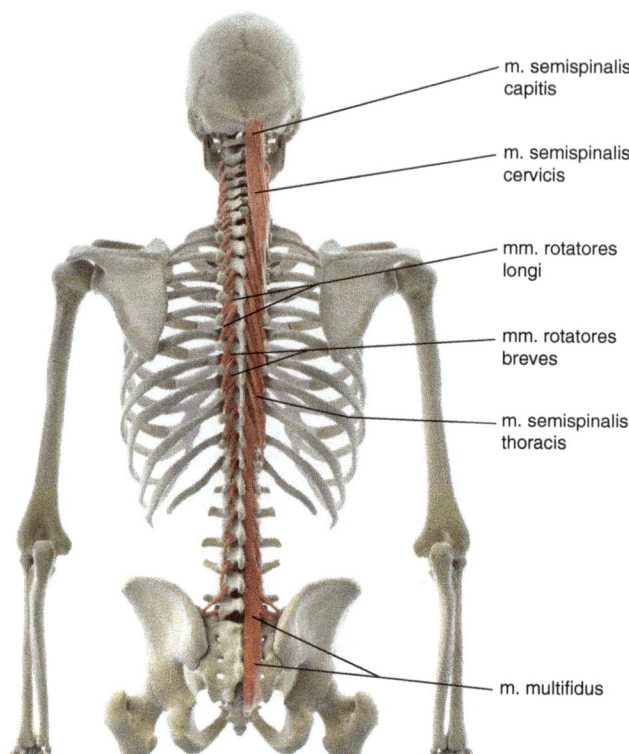

Figuur 7.11
Dorsaal aanzicht.

M. longissimus (fig. 7.10) – regio: CWK/TWK/LWK

Functie: bij een tweezijdige contractie worden het hoofd en de wervelkolom achterover gebogen. Bij een eenzijdige contractie draait het hoofd naar de ipsilaterale zijde en vindt er een lateroflexie van de wervelkolom plaats.
Origo:
- *m. longissimus thoracis:* ontspringt van het os sacrum, crista iliaca, processus spinosi van de lumbale wervelkolom en van de processus transversus van de thoracale wervelkolom;
- *m. longissimus cervicis:* ontspringt van de processus transversus van de 1^e-6^e borstwervels;
- *m. longissimus capitis:* ontspringt van de processus transversus van de 1^e-3^e borstwervel, van de processus transversus en van de 4^e-7^e halswervel.

Insertie:
- *m. longissimus thoracis:* insereert aan de 2^e-12^e rib en aan de processus transversus van de borstwervels;
- *m. longissimus cervicis:* insereert aan de processus transversus van de 2^e-5^e halswervel;
- *m. longissimus capitis:* insereert aan de processus mastoideus van het os occipitale.

Innervatie: rami dorsales van de spinale zenuwen (C1-L5).

Mm. intertransversarii (fig. 7.8) – regio: CWK/TWK/LWK

Functie: bij een tweezijdige contractie buigen ze de wervelkolom achterover. Bij een eenzijdige contractie vindt er een lateroflexie van de wervelkolom plaats.
Verloop:
- *mm. intertransversarii mediales lumborum:* lopen tussen de proccessus mamilaterales van alle lendenwervels;
- *mm. intertransversarii laterales lumborum:* lopen tussen de processus cotales van alle lendenwervels;

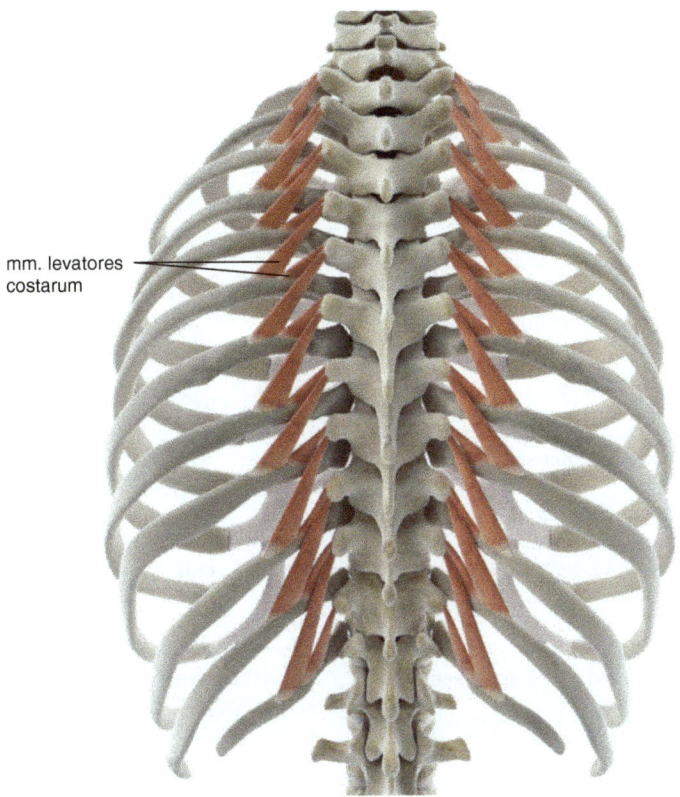

mm. levatores costarum

Figuur 7.12
Dorsaal aanzicht.

– mm. *intertransversarii posteriores cervicis*: lopen tussen de tubercula posteriora van de 2^e-7^e halswervel;
– mm. *intertransversarii anteriores cervicis*: lopen tussen de tubercula anteriora van de 2^e-7^e halswervel.

Innervatie: rami dorsales van de spinale zenuwen, behalve de mm. intertransversarii laterales lumborum en anteriores cervicis; deze worden geïnnerveerd door de rami ventrales van de spinale zenuwen.

M. multifidus (fig. 7.11) – regio: CWK/TWK/LWK

Functie: bij een tweezijdige contractie wordt de vorm van de wervelkolom gestrekt. Bij een eenzijdige contractie vindt er een lateroflexie en een contralaterale rotatie van de wervelkolom plaats.
Verloop: loopt tussen de processus transversus en processus spinosi en overbrugt 2-4 wervels in de gehele wervelkolom vanaf de 4^e sacrale wervel tot aan de 2^e halswervel.
Innervatie: rami dorsales van de spinale zenuwen.

M. rotatores (fig. 7.11) – regio: CWK/TWK/LWK

Functie: bij een tweezijdige contractie zorgt de spier voor strekking van de gehele wervelkolom. Bij een eenzijdige contractie geeft de spier een contralaterale rotatie.
Verloop:
– mm. *rotatores breves*: lopen tussen de processus transversus en de eerstvolgende hoger gelegen processus spinosi in de gehele thoracale wervelkolom;
– mm. *rotatores longi*: lopen tussen de processus transversi en twee niveaus hoger liggende processus transversi in de gehele thoracale wervelkolom.

Innervatie: rami dorsales van de spinale zenuwen.

M. semispinalis (fig. 7.11) – regio: TWK

Functie: bij een tweezijdige contractie buigen de borst- en halswervelkolom en het hoofd achterover. Bij een eenzijdige contractie draait de wervelkolom naar de contralaterale zijde.

Origo:
- *m. semispinalis capitis*: ontspringt van de processus transversi van de 3^e-6^e halswervel;
- *m. semispinalis cervicis*: ontspringt van de processus transversi van de 1^e-6^e borstwervel;
- *m. semispinalis thoracis*: ontspringt van de processus transversi van de 6^e-12^e borstwervel.

Insertie:
- *m. semispinalis capitis*: insereert aan het os occipitale tussen de lineae nuchales superior en inferior;
- *m. semispinalis cervicis*: insereert aan de processus spinosi van de 2e-7e halswervel;
- *m. semispinalis thoracis*: insereert aan de processus spinosi van de 6^e halswervel tot de 4e borstwervel.

Innervatie: rami dorsales van de spinale zenuwen.

Mm. levatores costarum (fig. 7.12) – regio: TWK

Functie: bij een tweezijdige contractie geeft de spier een strekking van de borstwervelkolom. Bij een eenzijdige contractie geeft de spier een lateroflexie naar dezelfde zijde en een rotatie naar de contralaterale zijde.

Origo: ontspringen van de processus transversi C7-Th11.

Insertie: insereren aan de angulus costae van de onderliggende ribben.

Innervatie: rami dorsales en ventrales van de spinale zenuwen.

7.3 Lateroflexoren van de wervelkolom

> Er zijn zeventien spieren die lateroflexie van de wervelkolom geven. Ze worden hier kort beschreven. De betreffende regio wordt aangegeven.

M. longus colli (fig. 7.1 en 7.2) regio – CWK

Functie: de spier in zijn geheel geeft een lateroflexie van de halswervelkolom. De pars recta buigt de halswervelkolom voorover. De partes obliquae

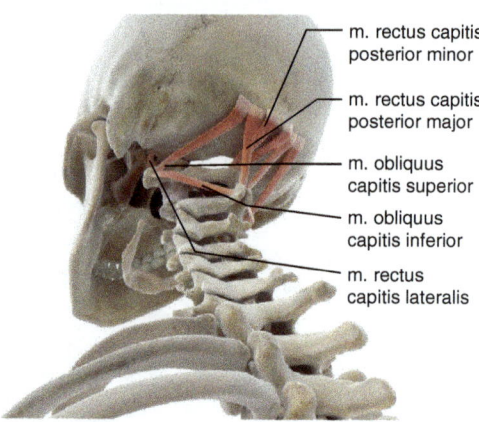

Figuur 7.13
Dorsolateraal aanzicht.

geven een rotatie van de halswervelkolom ipsilateraal.

Origo:
- *pars recta*: ontspringt van het voorvlak van de wervellichamen van C5-Th3;
- *pars obliqua superior*: ontspringt van de processus transversi van C3-C5;
- *pars obliqua inferior*: ontspringt van het voorvlak van de wervellichamen Th1-Th3.

Insertie:
- *pars recta*: insereert aan het voorvlak van de wervellichamen van C1-C4;
- *pars obliqua superior*: insereert aan het tuberculum anterius van de atlas;
- *pars obliqua inferior*: insereert aan de processus transversi van C5-C6.

Innervatie: directe takken van de plexus cervicalis (C2-C6).

M. rectus capitis lateralis (fig. 7.13) – regio: CWK

Functie: geeft een lateroflexie in het atlanto-occipitale gewricht.

Origo: ontspringt van de processus transversus van de atlas.

Insertie: insereert aan de processus jugularis van het os occipitale.

Innervatie: rami ventrales van de eerste cervicale zenuw.

M. rectus capitis anterior (fig. 7.2) – regio: CWK

Functie: buigt het hoofd voorover. Daarnaast geeft de spier een lateroflexie in het atlanto-occipitale gewricht.
Origo: ontspringt van de massa lateralis van de atlas.
Insertie: insereert aan de pars basilaris van het os occipitale.
Innervatie: rami ventrales van de eerste cervicale zenuw.

M. longus capitis (fig. 7.1) – regio: CWK

Functie: lateroflexie en een rotatie ipsilateraal van het hoofd. Daarnaast buigt de spier de halswervelkom en het hoofd voorover.
Origo: ontspringt van de processus transversi C3-C6.
Insertie: insereert aan de pars basilaris van het os occipitale.
Innervatie: directe takken van de plexus cervicalis (C1-C4).

M. obliquus capitis superior (fig. 7.7 en 7.13) – regio: CWK

Functie: bij een eenzijdige contractie draait het hoofd naar de contralaterale zijde en vindt er een lateroflexie van de wervelkolom plaats. Bij een tweezijdige contractie buigt het hoofd achterover.
Origo: ontspringt van de processus transversus van de atlas.
Insertie: insereert aan de schedel tussen de lineae nuchalis superior en inferior.
Innervatie: rami dorsales van C1.

M. scalenus anterior (fig. 7.3) – regio: CWK

Functie: bij een eenzijdige contractie vindt er een lateroflexie van de halswervelkolom plaats. Bij een tweezijdige contractie buigt de halswervelkolom voorover of heft de 1^e rib.
Origo: ontspringt van de processus transversi C3-C6.
Insertie: insereert aan het tuberculum m. scaleni anterioris van de 1^e rib.
Innervatie: directe takken van de plexus cervicalis en de plexus brachialis (C3-C6).

M. scalenus medius (fig. 7.3) – regio: CWK

Functie: bij een eenzijdige contractie vindt er een lateroflexie van de halswervelkolom plaats. Bij een tweezijdige contractie buigt de halswervelkolom voorover of heft de 1^e rib.
Origo: ontspringt van de processus transversi C3-C7.
Insertie: insereert aan de 1^e rib.
Innervatie: directe takken van de plexus cervicalis en de plexus brachialis (C3-C6).

M. scalenus posterior (fig. 7.3) – regio: CWK

Functie: bij een eenzijdige contractie vindt er een lateroflexie van de halswervelkolom plaats. Bij een tweezijdige contractie heft de 2^e rib.
Origo: ontspringt van van de processus transversi C5-C7.
Insertie: insereert aan de 2^e rib.
Innervatie: directe takken van de plexus cervicalis en de plexus brachialis (C3-C6).

M. spinalis (fig. 7.9) – regio CWK/TWK

Functie: bij een eenzijdige contractie vindt er een lateroflexie van de hals- en borstwervelkolom plaats. Buigt bij een tweezijdige contractie de halswervelkolom en borstwervelkolom achterover.
Origo:
– m. spinalis thoracis: ontspringt van de processus spinosus van de 10^e -12^e borstwervel en van de 1^e-3^e lendenwervel;
– m. spinalis cervicis: ontspringt van de processus spinosus van de eerste twee borstwervels en van de 5^e-7^e halswervel.

Insertie:
– m. spinalis thoracis: insereert aan de processus transversus van de 2^e-8^e borstwervel;
– m. spinalis cervicis: insereert aan de processus transversus van de 2^e-4^e halswervel.

Innervatie: rami dorsales van de spinale zenuwen.

M. multifidus (fig. 7.11) – regio: CWK/TWK/LWK

Functie: bij een eenzijdige contractie vindt er een lateroflexie en een contralaterale rotatie plaats van de wervelkolom. Bij een tweezijdige contractie wordt de vorm van de wervelkolom gestrekt.
Verloop: loopt tussen de processus transversus en processus spinosi en overbrugt 2-4 wervels in de gehele wervelkolom vanaf de 4^e sacrale wervel tot aan de 2^e halswervel.
Innervatie: rami dorsales van de spinale zenuwen.

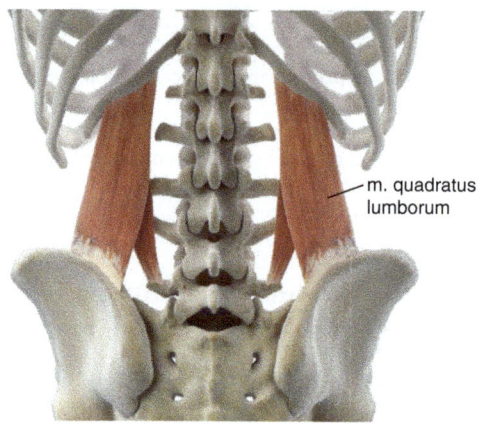

Figuur 7.14
Dorsaal aanzicht.

Mm. intertransversarii (fig. 7.8) – regio: CWK/TWK/LWK

Functie: geven bij een eenzijdige contractie een lateroflexie van de wervelkolom. Bij een tweezijdige contractie buigen ze de wervelkolom achterover.
Verloop:
- *mm. intertransversarii mediales lumborum:* lopen tussen de proccessus mamilaterales van alle lendenwervels;
- *mm. intertransversarii laterales lumborum:* lopen tussen de processus cotales van alle lendenwervels;
- *mm. intertransversarii posteriores cervicis:* lopen tussen de tubercula posteriora van de 2^e-7^e halswervel;
- *mm. intertransversarii anteriores cervicis:* lopen tussen de tubercula anteriora van de 2^e-7^e halswervel.

Innervatie: rami dorsales van de spinale zenuwen, behalve de mm. intertransversarii laterales lumborum en anteriores cervicis; deze worden geïnnerveerd door de rami ventrales van de spinale zenuwen.

M. longissimus (fig. 7.10) – regio: CWK/TWK/LWK

Functie: bij een tweezijdige contractie worden het hoofd en de wervelkolom achterover gebogen. Bij een eenzijdige contractie draait het hoofd naar de ipsilaterale zijde en vindt er een lateroflexie van de wervelkolom plaats.

Origo:
- *m. longissimus thoracis:* ontspringt van het os sacrum, crista iliaca, processus spinosi van de lumbale wervelkolom en van de processus transversus van de thoracale wervelkolom;
- *m. longissimus cervicis:* ontspringt van de processus transversus van de 1^e-6^e borstwervels;
- *m. longissimus capitis:* ontspringt van de processus transversus van de 1^e-3^e borstwervel, van de processus transversus en van de 4^e-7^e halswervel.

Insertie:
- *m. longissimus thoracis:* insereert aan de 2^e-12^e rib en aan de processus transversus van de borstwervels;
- *m. longissimus cervicis:* insereert aan de processus transversus van de 2^e-5^e halswervel;
- *m. longissimus capitis:* insereert aan de processus mastoideus van het os occipitale.

Innervatie: rami dorsales van de spinale zenuwen (C1-L5).

M. iliocostalis (fig. 7.10) – regio: CWK/TWK/LWK

Functie: bij een tweezijdige contractie wordt de wervelkolom achterover gebogen. Bij een eenzijdige contractie geeft de spier lateroflexie van de wervelkolom.
Origo:
- *m. iliocostalis lumborum:* ontspringt van het os sacrum, crista iliaca en de fascia thoracolumbalis;
- *m. iliocostalis thoracis:* ontspringt van de 7^e-12^e rib;
- *m. iliocostalis cervicis:* ontspringt van de 3^e-7^e rib.

Insertie:
- *m. iliocostalis lumborum:* insereert aan de 6^e-12^e rib;
- *m. iliocostalis thoracis:* insereert aan de 1^e-6^e rib;
- *m. iliocostalis cervicis:* insereert aan de processus transversus van de 4^e-6^e halswervel.

Innervatie: rami dorsales van de spinale zenuwen (C8-L1).

M. quadratus lumborum (fig. 7.14) – regio: TWK

Functie: geeft een lateroflexie van de wervelkolom en geeft een depressie van de 12^e rib.
Origo: ontspringt van de crista iliaca.
Insertie: insereert aan de 12^e rib en de processsus costales L1-L4.
Innervatie: n. subcostalis.

M. levatores costarum (fig. 7.12) – regio: TWK

Functie: bij een eenzijdige contractie geeft de spier een lateroflexie naar dezelfde zijde en een rotatie naar de contralaterale zijde. Bij een tweezijdige contractie geeft de spier een strekking van de borstwervelkolom.
Origo: ontspringen van de processus transversi C7-Th11.
Insertie: insereren aan de angulus costae van de onderliggende ribben.
Innervatie: rami dorsales en ventrales van de spinale zenuwen.

M. obliquus abdominis externus (fig. 7.5) – regio: TWK/LWK

Functie: buigt bij een tweezijdige contractie de wervelkolom voorover, geeft een depressie van de ribben en verhoogt de intra-abdominale druk. Bij een eenzijdige contractie draait de wervelkolom naar de contralaterale zijde en vindt er een lateroflexie van de wervelkolom plaats.
Origo: ontspringt van de buitenzijden van de 5^e-12^e rib.
Insertie: insereert aan het labium externum van de crista iliaca en de linea alba.
Innervatie: nn. intercostales (Th5-Th12) en de n. iliohypogastricus.

M. obliquus abdominis internus (fig. 7.5) – regio: TWK/LWK

Functie: bij een eenzijdige contractie vindt er een lateroflexie en een ipsilaterale rotatie van de wervelkolom plaats. Bij een tweezijdige contractie vindt er een buiging van de romp plaats en wordt de intra-abdominale druk verhoogd.
Origo: ontspringt van de fascia thoracolumbalis en van de spina iliaca anterior superior.
Insertie: insereert aan de 10^e-12^e rib, linea alba en aan de processsus costales L1-L4.
Innervatie: nn. intercostales (Th8-12), n. iliohypogastricus, m. ilioinguinalis.

7.4 Ipsilaterale rotatoren van de wervelkolom

Er zijn tien spieren die ipsilaterale rotatie van de wervelkolom geven. Ze worden hier kort beschreven. De betreffende regio wordt aangegeven.

M. splenius (fig. 7.6) – regio: CWK

Functie: bij een eenzijdige contractie draaien de halswervelkolom en het hoofd naar de ipsilaterale zijde. Bij een tweezijdige contractie buigen de halswervelkolom en het hoofd achterover.
Origo: ontspringt vanaf de processus spinosi van de 3^e-7^e halswervel en van de 1^e-3^e borstwervel.
Insertie: de caudale vezels insereren aan de processus transversi van de 1^e en 2^e halswervel. De craniale vezels insereren lateraal aan de linea nuchalis superior en de processus mastoideus.
Innervatie: rami dorsales van de spinale zenuwen (C1-C6).

M. rectus capitis posterior major (fig. 7.7 en 7.13) – regio: CWK

Functie: bij een eenzijdige contractie draait het hoofd naar de ipsilaterale zijde. Bij een tweezijdige contractie buigt het hoofd achterover.
Origo: ontspringt van de processus spinosus van de axis.
Insertie: insereert aan het laterale deel van de linea nuchalis inferior.
Innervatie: rami dorsales van C1.

M. rectus capitis posterior minor (fig. 7.7 en 7.13) – regio: CWK

Functie: bij een tweezijdige contractie buigt het hoofd achterover. Bij een eenzijdige contractie draait het hoofd naar de ipsilaterale zijde.
Origo: ontspringt van het tuberculum posterius van de atlas.
Insertie: insereert aan het mediale deel van de linea nuchalis inferior.
Innervatie: rami dorsales van C1.

M. obliquus capitis inferior (fig. 7.7 en 7.13) – regio: CWK

Functie: bij een eenzijdige contractie draaien de atlas en het hoofd naar de ipsilaterale zijde. Bij een tweezijdige contractie buigt het hoofd achterover.
Origo: ontspringt van de processus spinosus van de axis.
Insertie: insereert aan de processus transversus van de atlas.
Innervatie: rami dorsales van C1.

M. longus colli pars obliqua inferior + superior (fig. 7.1 en 7.2) – regio: CWK

Functie: de partes obliquae geven een rotatie ipsilateraal. De pars recta buigt de halswervelkolom voorover. De spier in zijn geheel geeft een lateroflexie van de halswervelkolom.
Origo:
- *pars recta*: ontspringt van het voorvlak van de wervellichamen van C5-Th3;
- *pars obliqua superior*: ontspringt van de processus transversi van C3-C5;
- *pars obliqua inferior*: ontspringt van het voorvlak van de wervellichamen Th1-Th3.

Insertie:
- *pars recta*: insereert aan het voorvlak van de wervellichamen van C1-C4;
- *pars obliqua superior*: insereert aan het tuberculum anterius van de atlas;
- *pars obliqua inferior*: insereert aan de processus transversi van C5-C6.

Innervatie: directe takken van de plexus cervicalis (C2-C6).

M. longus capitis (fig. 7.1) – regio: CWK

Functie: rotatie ipsilateraal en een lateroflexie van het hoofd. Daarnaast buigt de spier de halswervelkolom en het hoofd voorover.
Origo: ontspringt van de processus transversi C3-C6.
Insertie: insereert aan de pars basilaris van het os occipitale.
Innervatie: directe takken van de plexus cervicalis (C1-C4).

M. longissimus (fig. 7.10) – regio: CWK/TWK

Functie: bij een eenzijdige contractie draait het hoofd naar de ipsilaterale zijde en vindt er een lateroflexie van de wervelkolom plaats. Bij een tweezijdige contractie worden het hoofd en de wervelkolom achterover gebogen.
Origo:
- *m. longissimus thoracis*: ontspringt van het os sacrum, crista iliaca, processus spinosi van de lumbale wervelkolom en van de processus transversus van de thoracale wervelkolom;
- *m. longissimus cervicis*: ontspringt van de processus transversus van de 1^e-6^e borstwervels;
- *m. longissimus capitis*: ontspringt van de processus transversus van de 1^e-3^e borstwervel, van de processus transversus en van de 4^e-7^e halswervel.

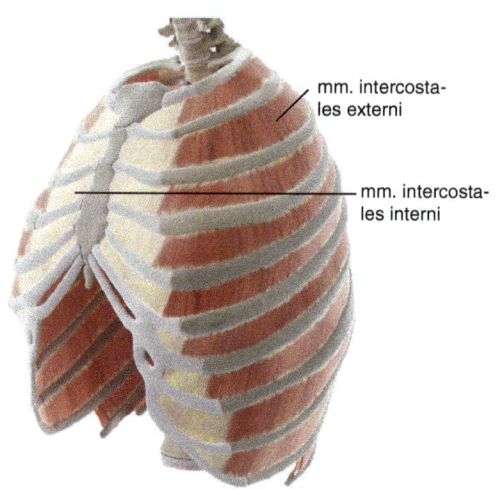

Figuur 7.15
Ventrolateraal aanzicht.

Insertie:
- *m. longissimus thoracis*: insereert aan de 2^e-12^e rib en aan de processus transversus van de borstwervels;
- *m. longissimus cervicis*: insereert aan de processus transversus van de 2^e-5^e halswervel;
- *M. longissimus capitis*: insereert aan de processus mastoideus van het os occipitale.

Innervatie: rami dorsales van de spinale zenuwen (C1-L5).

M. transversus abdominis (fig. 7.4) – regio: TWK

Functie: bij een eenzijdige contractie vindt er een ipsilaterale rotatie plaats. Beweegt bij een tweezijdige contractie de ribben naar beneden en verhoogt de intra-abdominale druk.
Origo: ontspringt van de fascia thoracolumbalis en van het labium internum van de crista iliaca.
Insertie: insereert aan de binnenzijde van het ribkraakbeen van de 7e-12e rib en aan de linea alba.
Innervatie: nn. intercostales (Th5-Th12), n. iliohypogastricus en n. ilioinguinalis.

Mm. intercostales interni (fig. 7.15) – regio: TWK

Functie: geven een ipsilaterale rotatie van de borstwervelkolom. De vezels tussen de kraakbenige ribdelen geven een elevatie van de ribben en vergroten de borstholte. De vezels tussen de benige ribdelen geven een depressie van de ribben en verkleinen de borstholte.

Origo: ontspringen van de onderzijden van de ribben.
Insertie: insereren aan de bovenzijden van de onderliggende ribben.
Innervatie: nn. intercostales I-XI.

M. obliquus abdominis internus (fig. 7.5) – regio: TWK/LWK

Functie: bij een eenzijdige contractie vindt er een ipsilaterale rotatie en een lateroflexie van de wervelkolom plaats. Bij een tweezijdige contractie vindt er een buiging van de romp plaats en wordt de intra-abdominale druk verhoogd.
Origo: ontspringt van de fascia thoracolumbalis, de linea intermedia van de crista iliaca en van de spina iliaca anterior superior.
Insertie: insereert aan de 10^e-12^e rib, linea alba en aan de processsus costales L1-L4.
Innervatie: nn. intercostales (Th8-12), n. iliohypogastricus, n. ilioinguinalis.

7.5 Contralaterale rotatoren van de wervelkolom

Er zijn zes spieren die contralaterale rotatie van de wervelkolom geven. Ze worden hier kort beschreven. De betreffende regio wordt aangegeven.

M. obliquus capitis superior (fig. 7.7 en 7.13) – regio: CWK

Functie: bij een eenzijdige contractie draait het hoofd naar de contralaterale zijde en vindt er een lateroflexie van de wervelkolom plaats. Bij een tweezijdige contractie buigt het hoofd achterover.
Origo: ontspringt van de processus transversus van de atlas.
Insertie: insereert aan de schedel tussen de lineae nuchalis superior en inferior.
Innervatie: rami dorsales van C1.

M. semispinalis (fig. 7.11) – regio: CWK/TWK

Functie: bij een eenzijdige contractie draait de wervelkolom naar de contralaterale zijde. Bij een tweezijdige contractie buigen de borst- en halswervelkolom en het hoofd achterover.
Origo:
– m. semispinalis capitis: ontspringt van de processus transversi van de 3^e-6^e halswervel;
– m. semispinalis cervicis: ontspringt van de processus transversi van de 1^e-6^e borstwervel;
– m. semispinalis thoracis: ontspringt van de processus transversi van de 6^e-12^e borstwervel.

Insertie:
– m. semispinalis capitis: insereert aan het os occipitale tussen de lineae nuchales superior en inferior;
– m. semispinalis cervicis: insereert aan de processus spinosi van de 2^e-7^e halswervel;
– m. semispinalis thoracis: insereert aan de processus spinosi van de 6^e halswervel tot de 4^e borstwervel.

Innervatie: rami dorsales van de spinale zenuwen.

Mm. rotatores (fig. 7.11) – regio: CWK/TWK/LWK

Functie: bij een eenzijdige contractie geeft de spier een contralaterale rotatie. Bij een tweezijdige contractie zorgt de spier voor strekking van de gehele wervelkolom.
Verloop:
– mm. rotatores breves: lopen tussen de processus transversus en de eerstvolgende hoger gelegen processus spinosi in de gehele thoracale wervelkolom;
– mm. rotatores longi: lopen tussen de processus transversi en twee niveaus hoger liggende processus transversi in de gehele thoracale wervelkolom.

Innervatie: rami dorsales van de spinale zenuwen.

M. multifidus (fig. 7.11) – regio: CWK/TWK/LWK

Functie: bij een eenzijdige contractie vindt er een contralaterale rotatie en een lateroflexie plaats van de wervelkolom. Bij een tweezijdige contractie wordt de wervelkolom gestrekt.
Verloop: loopt tussen de processus transversi en processus spinosi en overbrugt 2-4 wervels in de gehele wervelkolom vanaf de 4^e sacrale wervel tot aan de 2^e halswervel.
Innervatie: rami dorsales van de spinale zenuwen.

Mm. levatores costarum (fig. 7.12) – regio: TWK

Functie: bij een tweezijdige contractie geeft de spier een strekking van de borstwervelkolom, bij een eenzijdige contractie geeft de spier lateroflexie naar dezelfde zijde en een rotatie naar de contralaterale zijde.

Origo: ontspringen van de processus transversi C7-Th11.
Insertie: insereren aan de angulus costae van de onderliggende ribben.
Innervatie: rami dorsales en ventrales van de spinale zenuwen.

M. obliquus abdominis externus (fig. 7.5) – regio: TWK/LWK

Functie: bij een eenzijdige contractie draait de wervelkolom naar de contralaterale zijde en vindt er een lateroflexie van de wervelkolom plaats. Buigt bij een tweezijdige contractie de wervelkolom voorover, geeft een depressie van de ribben en verhoogt de intra-abdominale druk.
Origo: ontspringt van de buitenzijden van de 5^e-12^e rib.
Insertie: insereert aan het labium externum van de crista iliaca en de linea alba.
Innervatie: nn. intercostales (Th5-Th12) en de n. iliohypogastricus.

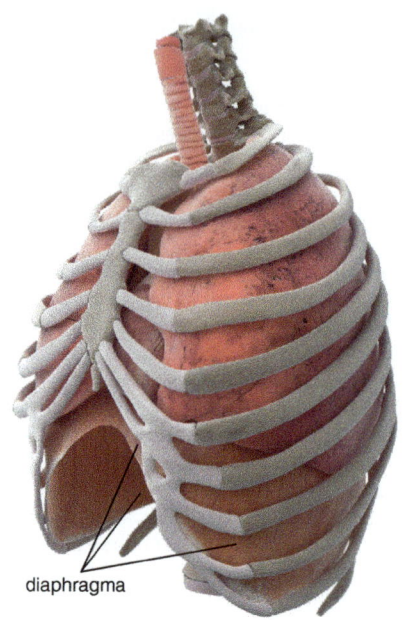

7.6 Verhogen intra-abdominale druk

Figuur 7.16
Ventrolateraal aanzicht.

Er zijn zes spieren die zorgen voor een toename van de intra-abdominale druk. Ze worden hier kort beschreven.

M. transversus abdominis (fig. 7.4)

Functie: verhoogt de intra-abdominale druk en geeft een depressie van de ribben bij een tweezijdige contractie. Bij een eenzijdige contractie vindt er een ipsilaterale rotatie plaats.
Origo: ontspringt van de fascia thoracolumbalis en van het labium internum van de crista iliaca.
Insertie: insereert aan de binnenzijde van het ribkraakbeen van de 7^e-12^e rib en aan de linea alba.
Innervatie: nn. intercostales (Th5-Th12), n. iliohypogastricus en n. ilioinguinalis.

M. obliquus abdominis internus (fig. 7.5)

Functie: bij een tweezijdige contractie wordt de intra-abdomale druk verhoogd en vindt er een buiging van de romp plaats. Bij een eenzijdige contractie vindt er een ipsilaterale rotatie en een lateroflexie van de wervelkolom plaats.
Origo: ontspringt van de fascia thoracolumbalis, de linea intermedia van de crista iliaca en van de spina iliaca anterior superior.
Insertie: insereert aan de 10^e-12^e rib, linea alba en aan de processus costales L1-L4.
Innervatie: nn. intercostales (Th8-12), n. iliohypogastricus, n. ilioinguinalis.

M. obliquus abdominis externus (fig. 7.5)

Functie: bij een tweezijdige contractie wordt de intra-abdominale druk verhoogd, buigt de wervelkolom voorover en vindt er een depressie van de ribben plaats. Bij een eenzijdige contractie draait de wervelkolom naar de contralaterale zijde en vindt er een lateroflexie van de wervelkolom plaats.
Origo: ontspringt van de buitenzijden van de 5^e-12^e rib.
Insertie: insereert aan het labium externum van de crista iliaca en de linea alba.
Innervatie: nn. intercostales (Th5-Th12) en de n. iliohypogastricus.

Diaphragma (fig. 7.16)

Functie: vergroot de borstholte en verhoogt de intra-abdominale druk.

Origo:
- *pars sternalis*: ontspringt van de processus xiphoideus van het sternum;
- *pars costalis*: ontspringt van de binnenzijden van de 7^e-12^e rib;
- *pars lumbalis*: ontspringt van de ligg. arcuata mediale en laterale, de voorzijden van de wervellichamen L1-L4 en het lig. longitudinale anterius.

Insertie: insereert aan het centrum tendineum.
Innervatie: nn. phrenici (C4).

M. rectus abdominis (fig. 7.4)

Functie: hulpademhalingsspier, buigt de wervelkolom voorover en geeft depressie van de ribben.
Origo: ontspringt van het kraakbeen van de 5^e-7^e rib en de processus xiphoideus van het sternum.
Insertie: insereert aan het symphysis pubica en aan het tuberculum pubicum.
Innervatie: nn. intercostales (Th5-Th12).

M. latissimus dorsi (fig. 7.17)

Functie: hulpademhalingsspier; de spier geeft een detractie van de schoudergordel en de bovenste vezels een retractie van de schoudergordel. Verder geeft de spier een retroflexie, een endorotatie en een adductie van de bovenarm.
Origo: ontspringt van de processus spinosi Th7-Th12, de fascia thoracolumbalis, het achterste deel van de crista iliaca, de achterzijden van de 9^e-12^e rib en van de angulus inferior.
Insertie: insereert aan de crista tuberculi minoris van de humerus.
Innervatie: n. thoracodorsalis (C6-C8).

7.7 Elevatie van de ribben

Er zijn zes spieren die zorgen voor elevatie van de ribben. Ze worden hier kort beschreven.

Mm. intercostales externi (fig. 7.15)

Functie: geven elevatie van de ribben.
Origo: ontspringt van de buitenzijden van de 5^e-12^e rib.
Insertie: insereert aan het labium externum van de crista iliaca en de linea alba.
Innervatie: nn. intercostales (Th5-Th12) en de n. iliohypogastricus.

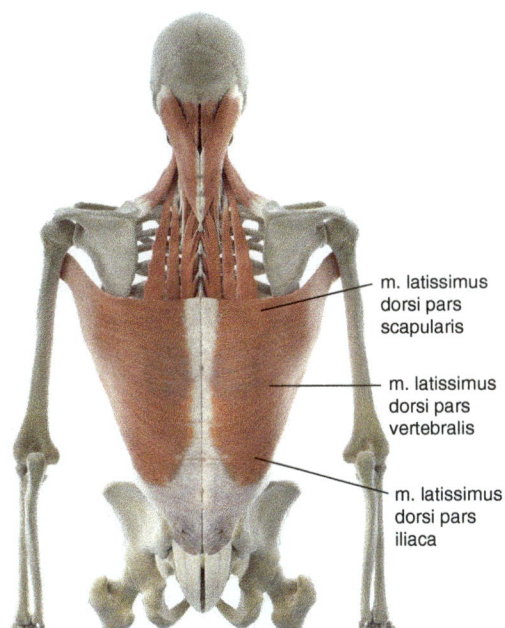

Figuur 7.17
Dorsaal aanzicht.

Mm. intercostales interni (fig. 7.15)

Functie: de vezels tussen de kraakbenige ribdelen geven elevatie van de ribben en vergroten de borstholte. De vezels tussen de benige ribdelen geven een depressie van de ribben en verkleinen de borstholte. Daarnaast geeft de spier een ipsilaterale rotatie van de borstwervelkolom.
Origo: ontspringen van de onderzijden van de ribben.
Insertie: insereren aan de bovenzijden van de onderliggende ribben.
Innervatie: nn. intercostales I-XI.

M. scalenus anterior (1^e rib) (fig. 7.3)

Functie: bij een tweezijdige contractie heft de 1^e rib en buigt de halswervelkolom voorover. Buigt bij een eenzijdige contractie de halswervelkolom zijwaarts.
Origo: ontspringt van de processus transversi C3-C6.
Insertie: insereert aan het tuberculum m. scaleni anterioris van de 1^e rib.
Innervatie: directe takken van de plexus cervicalis en de plexus brachialis (C3-C6).

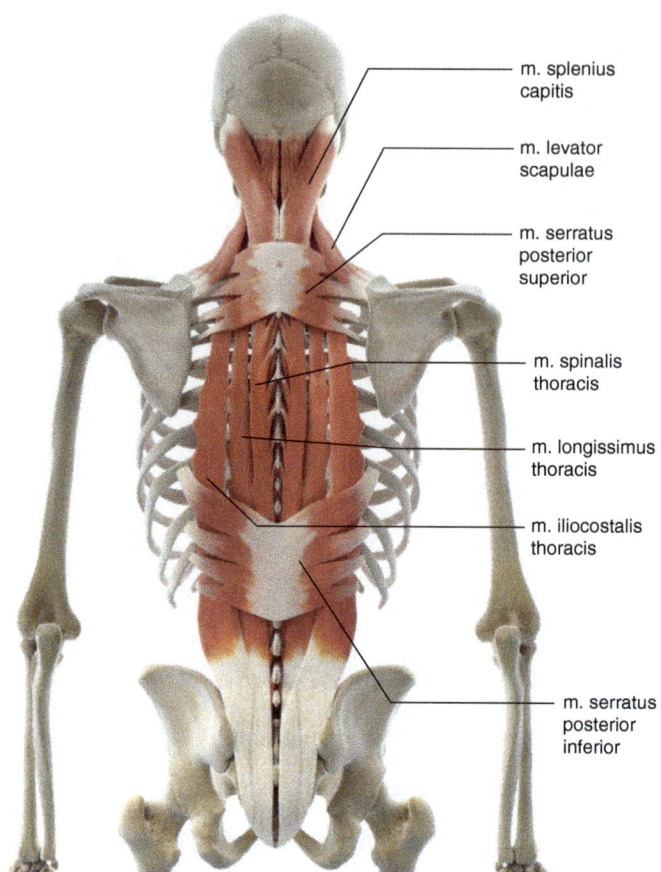

Figuur 7.18
Dorsaal aanzicht.

M. scalenus medius (1^e rib) (fig. 7.3)

Functie: bij een tweezijdige contractie buigt de halswervelkolom voorover of heft de 1^e rib. Bij een eenzijdige contractie vindt er een lateroflexie van de halswervelkolom plaats.
 Origo: ontspringt van de processus transversi C3-C7.
 Insertie: insereert aan de 1^e rib.
 Innervatie: directe takken van de plexus cervicalis en de plexus brachialis (C3-C6).

M. scalenus posterior (2e rib) (fig. 7.3)

Functie: bij een tweezijdige contractie heft de 2^e rib. Bij een eenzijdige contractie vindt er een lateroflexie van de halswervelkolom plaats.
 Origo: ontspringt van de processus transversi C5-C7.
 Insertie: insereert aan de 2^e rib.
 Innervatie: directe takken van de plexus cervicalis en de plexus brachialis (C3-C6).

M. serratus posterior superior (fig. 7.18)

Functie: elevatie van de ribben.
 Origo: ontspringt van de processus transversi C6-Th2.
 Insertie: insereert aan de 2^e-5^e rib, lateraal van de anguli.
 Innervatie: nn. intercostales I-IV.

7.8 Depressie van de ribben

Er zijn zeven spieren die zorgen voor depressie van de ribben. Ze worden hier kort beschreven.

Mm. subcostales (niet afgebeeld)

Functie: bewegen de ribben naar beneden.
Origo: ontspringen van de onderzijden van de ribben. Overbruggen één of twee ribben.
Insertie: insereren aan de bovenzijden van de onderliggende ribben.
Innervatie: nn. intercostales.

Mm. intercostales interni (fig. 7.15)

Functie: de vezels tussen de benige ribdelen geven een depressie van de ribben en verkleinen de borstholte. De vezels tussen de kraakbenige ribdelen geven elevatie van de ribben en vergroten de borstholte. Daarnaast geeft de spier een ipsilaterale rotatie van de borstwervelkolom.
Origo: ontspringen van de onderzijden van de ribben.
Insertie: insereren aan de bovenzijden van de onderliggende ribben.
Innervatie: nn. intercostales I-XI.

M. serratus posterior inferior (fig. 7.18)

Functie: depressie van de ribben naar beneden.
Origo: ontspringt ter hoogte van de wervels Th11-L2 van de fascia thoracolumbalis.
Insertie: insereert aan de 9^e-12^e rib, lateraal van de anguli.
Innervatie: nn. intercostales IX-XI, n. subcostalis.

M. rectus abdominis (fig. 7.4)

Functie: depressie van de ribben, hulpademhalingsspier en buigt de wervelkolom voorover.
Origo: ontspringt van het kraakbeen van de 5^e-7^e rib en de processus xiphoideus van het sternum.
Insertie: insereert aan het symphysis pubica en aan het tuberculum pubicum.
Innervatie: nn. intercostales (Th5-Th12).

M. quadratus lumborum (12^e rib) (fig. 7.14)

Functie: depressie van de 12^e rib en buigt de wervelkolom zijwaarts.
Origo: ontspringt van de crista iliaca.
Insertie: insereert aan de 12^e rib en de processus costales L1-L4.
Innervatie: n. subcostalis.

M. obliquus abdominis externus (fig. 7.5)

Functie: bij een tweezijdige contractie vindt er een depressie van de ribben plaats, wordt de intra-abdominale druk verhoogd en buigt de wervelkolom voorover. Bij een eenzijdige contractie draait de wervelkolom naar de contralaterale zijde en vindt er een lateroflexie van de wervelkolom plaats.
Origo: ontspringt van de buitenzijden van de 5^e-12^e rib.
Insertie: insereert aan het labium externum van de crista iliaca en de linea alba.
Innervatie: nn. intercostales (Th5-Th12) en de n. iliohypogastricus.

M. transversus abdominis (fig. 7.4)

Functie: bij een tweezijdige contractie vindt er een depressie van de ribben plaats en wordt de intra-abdominale druk verhoogd. Bij een eenzijdige contractie vindt er een ipsilaterale rotatie plaats.
Origo: ontspringt van de fascia thoracolumbalis en van het labium internum van de crista iliaca.
Insertie: insereert aan de binnenzijde van het ribkraakbeen van de 7^e-12^e rib en aan de linea alba.
Innervatie: nn. intercostales (Th5-Th12), n. iliohypogastricus en n. ilioinguinalis.

7.9 Ligamenten van de wervelkolom

We beschrijven hier de belangrijkste ligamenten van de wervelkolom.

Lig. apicis dentis (fig. 7.19)

Functie: verbindt de dens met het os occipitale.
Loopt vanaf de apex van de dens naar de voorrand van het foramen magnum.

Ligg. alaria (fig. 7.19)

Functie: verbindt de dens met het os occipitale.
Strekt zich uit vanaf de zijvlakken van de dens naar de binnenzijden van de condyli occipitales.

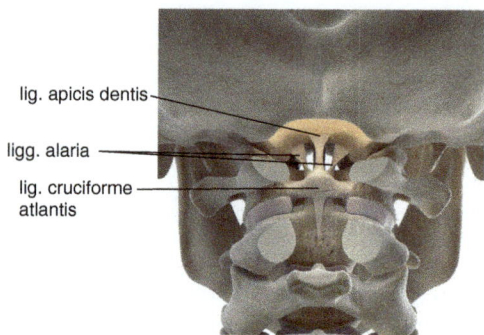

Figuur 7.19
Dorsaal aanzicht, hoog cervicaal.

lig. apicis dentis
ligg. alaria
lig. cruciforme atlantis

Lig. longitudinale anterius (fig. 7.20 en 7.21)

Functie: handhaven van de kromming van de wervelkolom. Remt extensie van de wervelkolom.

Het ligament bedekt de voorzijde van de wervellichamen en loopt van de schedelbasis tot aan het os sacrum.

Lig. longitudinale posterius (fig. 7.21)

Functie: handhaven van de kromming van de wervelkolom.

Het ligament bedekt de achterzijde van de wervellichamen en loopt van het os occipitale naar de canalis sacralis. Het craniale gedeelte van dit ligament heet de membrana tectoria.

Lig. cruciforme atlantis (fig. 7.19)

Functie: verbindt de dens met het os occipitale.

De verticale vezels lopen vanaf de achterzijde van de axis naar de voorzijde van het foramen magnum. De horizontale vezels lopen tussen de zijkanten van de atlas.

Lig. flavum (fig. 7.23)

Functie: handhaaft de rechtopstaande houding van de wervelkolom en oefent een remmende werking uit wanneer de wervelkolom naar ventraal buigt.

Loopt tussen de laminae arcus vertebrae en begrenst de achterzijde van het wervelkanaal.

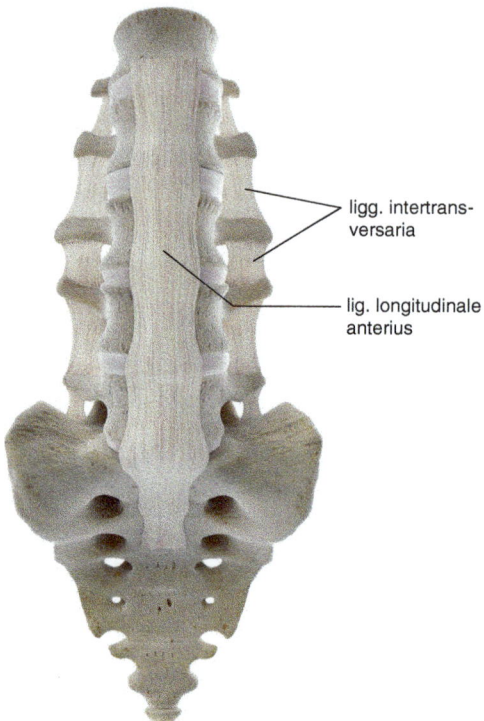

ligg. intertransversaria
lig. longitudinale anterius

Figuur 7.20
Ventraal aanzicht.

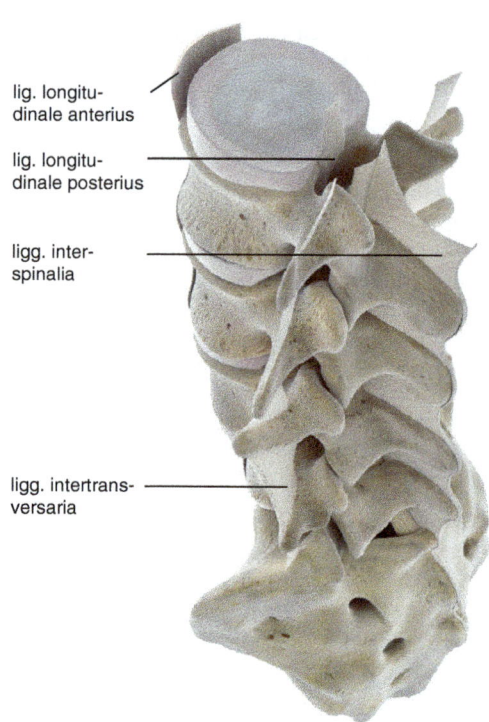

lig. longitudinale anterius
lig. longitudinale posterius
ligg. interspinalia
ligg. intertransversaria

Figuur 7.21
Lateraal aanzicht.

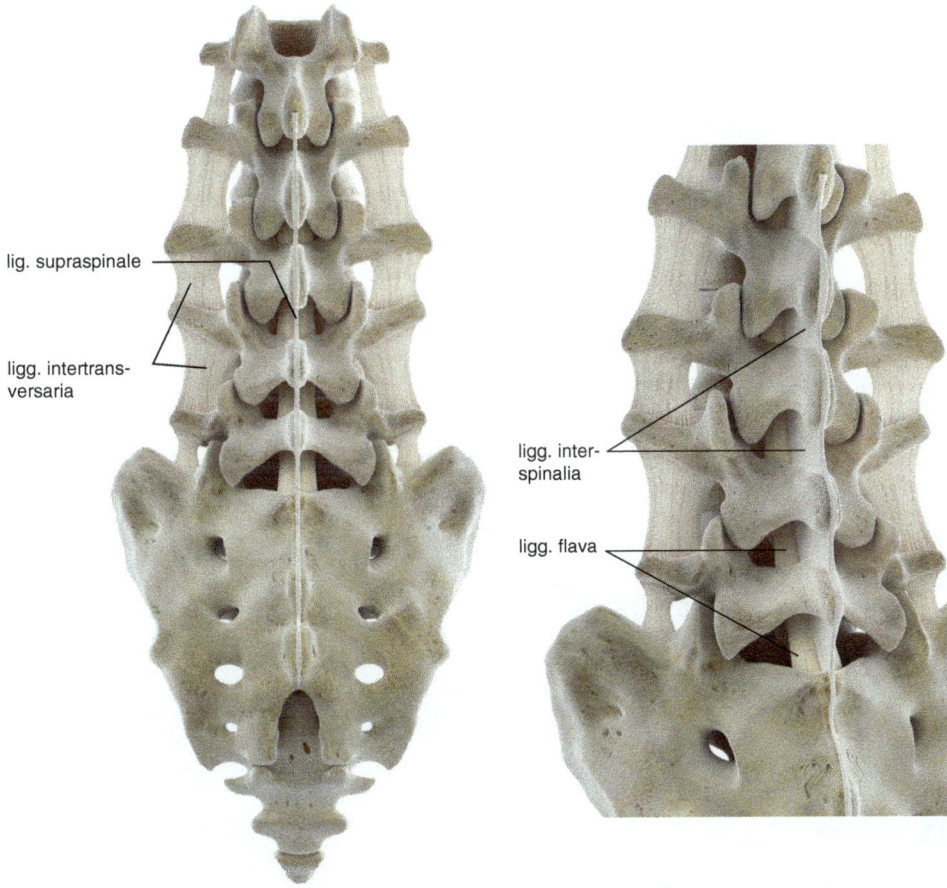

Figuur 7.22
Dorsaal aanzicht.

Figuur 7.23
Dorsolateraal aanzicht.

Ligg. intertransversaria (fig. 7.21 en 7.22)

Functie: remmen de zijwaartse beweging van de wervelkolom.
Lopen tussen de processus transversi.

Ligg. interspinalia (fig. 7.21 en 7.23)

Functie: handhaven de rechtopstaande houding van de wervelkolom.
Lopen tussen de processus spinosi.

Lig. supraspinale (fig. 7.22)

Functie: remt flexie van de wervelkolom.
Verbindt de uiteinden van de processus spinosi met elkaar.

Lig. nuchae (fig. 7.24)

Functie: handhaaft de rechtopstaande houding van de wervelkolom.
Loopt van de crista occipitalis externa naar de processus spinosus van de vertebra prominens en gaat cervicaal over in het lig. supraspinale.

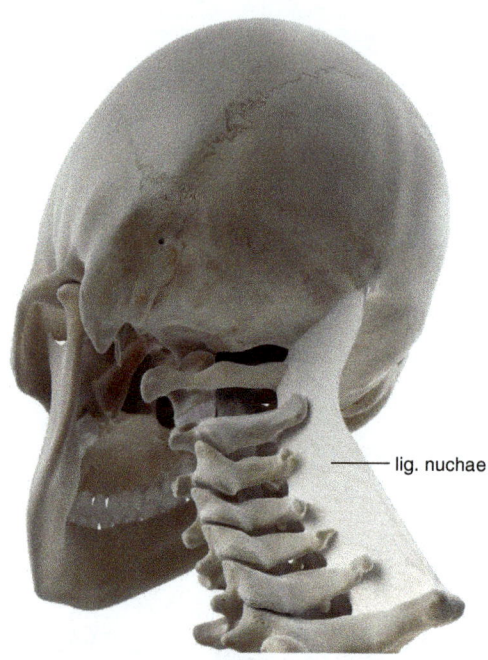

Figuur 7.24
Dorsolateraal aanzicht.

7.10 Schema

In het volgende schema staan de bewegingen van de wervelkolom met de daarbij behorende musculatuur.

Functie	Musculatuur	Regio
Flexoren	M. longus colli pars recta	CWK
	M. longus capitis	CWK
	M. rectus capitis anterior	CWK
	M. scalenus anterior	CWK
	M. scalenus medius	CWK
	M. rectus abdominis	TWK
	M. obliquus abdominis externus	TWK/LWK
	M. obliquus abdominis internus	TWK/LWK

Functie	Musculatuur	Regio
Extensie	M. splenius	CWK
	M. rectus capitis posterior major	CWK
	M. rectus capitis posterior minor	CWK
	M. obliquus capitis superior	CWK
	M. obliquus capitis inferior	CWK
	M. interspinalis	CWK/LWK
	M. spinalis	CWK/TWK
	M. iliocostalis	CWK/TWK/LWK
	M. longissimus	CWK/TWK/LWK
	Mm. intertransversarii	CWK/TWK/LWK
	M. multifidus	CWK/TWK/LWK
	Mm. rotatores	CWK/TWK/LWK
	M. semispinalis	TWK
	Mm. levatores costarum	TWK
Lateroflexie	M. longus colli	CWK
	M. rectus capitis laterales	CWK
	M. rectus capitis anterior	CWK
	M. longus capitis	CWK
	M. obliquus capitis superior	CWK

Functie	Musculatuur	Regio	Functie	Musculatuur	Regio
	M. scalenus anterior	CWK		M. longissimus	CWK/TWK
	M. scalenus medius	CWK			
				M. transversus abdominis	TWK
	M. scalenus posterior	CWK			
				Mm. intercostales interni	TWK
	M. spinalis	CWK/TWK		M. obliquus abdominis internus	TWK/LWK
	M. multifidus	CWK/TWK/LWK	Rotatie contralateraal	M. obliquus capitis superior	CWK
	Mm. intertransversarii	CWK/TWK/LWK		M. semispinalis	CWK/TWK
	M. longissimus	CWK/TWK/LWK		Mm. rotatores	CWK/TWK/LWK
	M. iliocostalis	CWK/TWK/LWK		M. multifidus	CWK/TWK/LWK
	M. quadratus lumborum	TWK		Mm. levatores costarum	TWK
	Mm. levatores costarum	TWK		M. obliquus abdominis externus	TWK/LWK
	M. obliquus abdominis externus	TWK/LWK	Verhogen intra-abdominale druk	M. transversus abdominis	
	M. obliquus abdominis internus	TWK/LWK		M. obliquus abdominis internus	
Rotatie ipsilateraal	M. splenius	CWK		M. obliquus abdominis externus	
	M. rectus capitis posterior major	CWK		Diaphragma	
	M. rectus capitis posterior minor	CWK		M. rectus abdominis	
	M. obliquus capitis inferior	CWK		M. latissimus dorsi	
	M. longus colli pars obliqua inferior + superior	CWK	Elevatie ribben	Mm. intercostales externi	
	M. longus capitis	CWK			

Functie	Musculatuur	Regio
	Mm. intercostales interni (kraakbenig gedeelte van de ribben)	
	M. scalenus anterior (1ᵉ rib)	
	M. scalenus medius (1ᵉ rib)	
	M. scalenus posterior (2ᵉ rib)	
	M. serratus posterior superior	
Depressie ribben	Mm. subcostales	
	Mm. intercostales interni (benig gedeelte van de ribben)	
	M. serratus posterior inferior	
	M. rectus abdominis	
	M. quadratus lumborum (12ᵉ rib)	
	M. obliquus abdominis externus	
	M. transversus abdominis	

8 Innervatie

In dit hoofdstuk wordt de innervatie besproken. In de eerste paragraaf gaat het daarbij om een deel van de hersenzenuwen (craniale zenuwen). Hierbij is een keuze gemaakt voor zenuwen die de kauwspieren, de aangezichtsspieren, de halsspieren en de huid van het hoofd en de hals innerveren. Vervolgens komen de nn. cervicales, de plexus brachialis, de plexus lumbalis, de plexus sacralis en de plexus coccygeus aan de orde. In de paragrafen 8.1 en 8.2 wordt de innervatie van de kauwspieren, de aangezichtsspieren, de halsspieren en de huid van het hoofd en de hals beschreven.

8.1 Craniale zenuwen (selectie)

N. trigeminus (fig. 8.1)

Verlaat de hersenstam aan de laterale zijde van de pons en splitst in de volgende zenuwen:
- N. ophthalmicus (fig. 8.1). Deze sensibele zenuw loopt door de laterale zijde van de sinus cavernosus en gaat via de de fissura orbitalis superior naar de orbita. Deze zenuw heeft drie aftakkingen. Innerveert: de huid van het voorhoofd en het bovenste ooglid. Tevens wordt door de zenuw de mediale ooghoek en de huid van de neusvleugel geïnnerveerd.
- N. maxillaris (fig. 8.1). Deze sensibele zenuw loopt door het foramen rotundum naar de fossa pterygopalatina en heeft vijf uitlopers. Innerveert: de huid van het onderste ooglid, wang, het slijmvlies van de neus, de bovenlip, het gehemelte en de bovenkaak.
- N. mandibularis (fig. 8.1). Loopt van de schedelholte door het foramen ovale naar de m. pterygoideus medialis en de m. pterygoideus lateralis. Innerveert: de m. temporalis, de mm. pterygoidei, de m. masseter, de m. mylohyoideus, m. digastricus (venter anterior), m. tensor tympani en m. tensor veli palatini. De uitlopers van de sensibele takken innerveren de huid van de onderlip, wangen en de kin.

N. facialis (fig. 8.1)

De zenuw loopt van de hersenstam naar het os temporale.
Innerveert de mimische gezichtsmusculatuur, de m. stylohyoideus en de m. digastricus (venter posterior).

N. accessorius (fig. 8.1)

Loopt vanaf de schedelholte door het foramen jugulare. Vervolgens loopt de zenuw onder de m. sternocleidomastoideus naar de voorzijde van de m. trapezius.
Innerveert: de m. sternocleidomastoideus en de m. trapezius (deze spieren worden tevens geïnnerveerd door motorische vezels van de plexus cervicalis).

8.2 Nn. cervicales

8.2.1 Rami dorsales van de nn. cervicales

De rr. dorsales van C1-C4 innerveren de diepe nekspieren en de huid van de nek en het achterhoofd. Vanuit de segmenten C1 en C2 lopen:

N. suboccipitalis, segment C1 (fig. 8.2)

Loopt tussen de a. vertebralis en achterste boog van de atlas.
Innerveert: de mm. recti capitis posterior major en minor en mm. obliqui capitis superior en inferior.

N. occipitalis major, segment C2 (fig. 8.3)

Deze sensibele zenuw loopt caudaal van de m. obliquus inferior door de m. semispinalis capitis.
Innerveert vooral de huid van het achterhoofd.

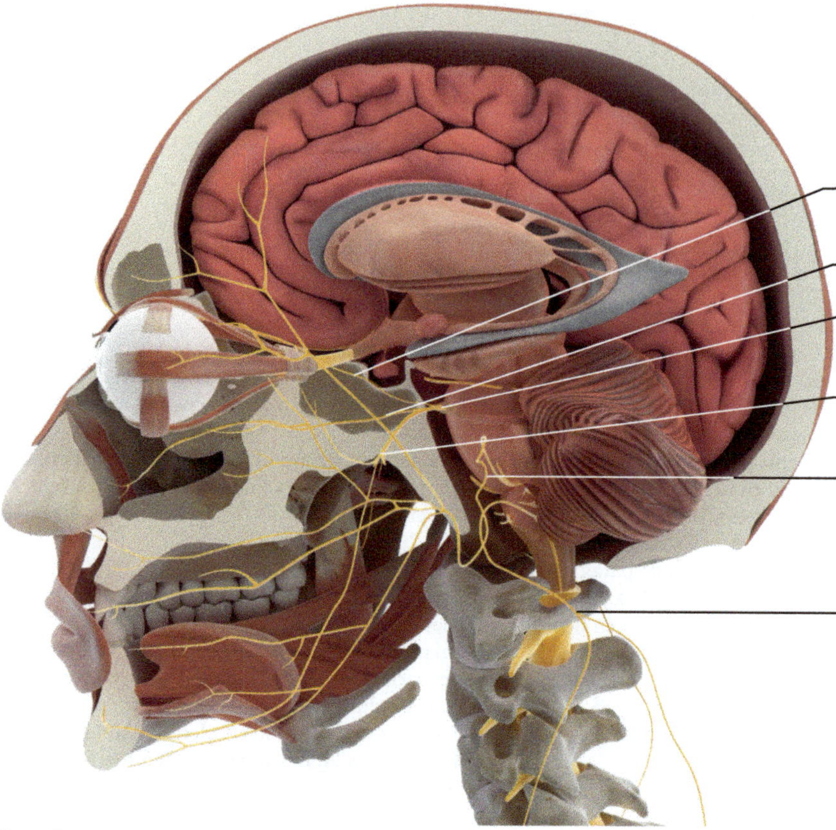

- n. ophthalmicus
- n. maxillaris
- n. trigeminus
- n. mandibularis
- n. facialis
- n. accessorius

Figuur 8.1
Lateraal aanzicht.

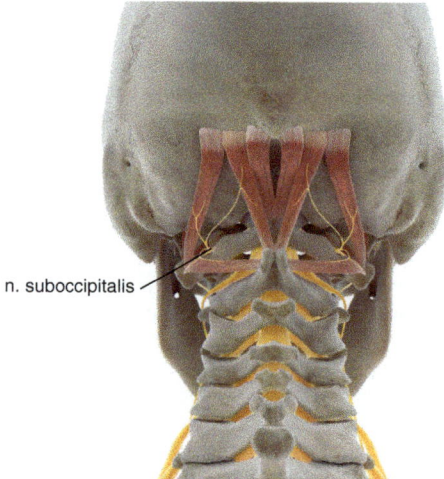

n. suboccipitalis

Figuur 8.2
Dorsaal aanzicht.

8.2.2 Rami ventrales van de nn. cervicales

De rr. ventrales C1-C4 vormen de plexus cervicalis.

Motorische takken van de plexus cervicalis
De motorische takken van de plexus cervicalis innerveren de mm. intertransversarii ventrales cervicis, mm. longi colli en capitis, mm. recti capitis anterior en laterales, m. levator scapulae, m. sternocleidomastoideus, m. trapezius, m. omohyoideus, m. geniohyoideus en de infrahyoidale spieren.

N. phrenicus (C4) innerveert het diaphragma (fig. 8.4).

8 Innervatie

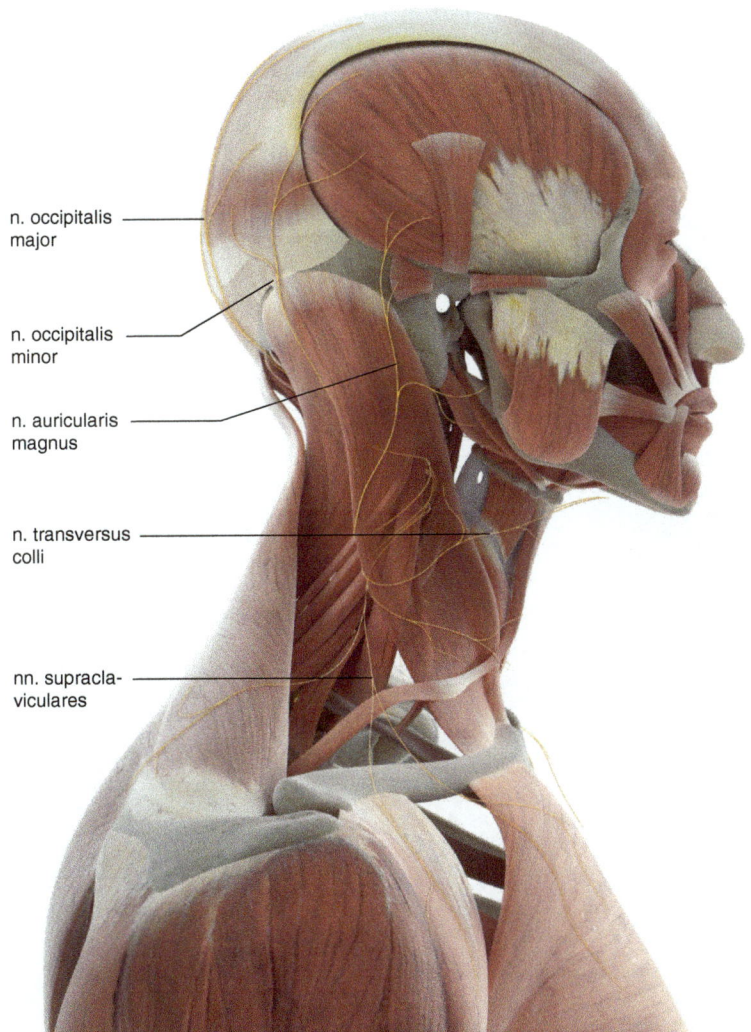

Figuur 8.3
Lateraal aanzicht.

Sensibele takken van de plexus cervicalis

N. occipitalis minor, segment C2, C3 (fig. 8.3)

Deze sensibele zenuw loopt over de m. sternocleidomastoideus naar craniaal over de m. splenius capitis.
 Innerveert: de oorschelp en de huid erachter en ervoor.

N. auricularis magnus, segment C2-C3 (fig. 8.3)

Deze sensibele zenuw loopt over de m. sternocleidomastoideus naar craniaal.
 Innerveert: de oorschelp en de huid erachter en ervoor.

N. transversus colli, segment C2, C3 (fig. 8.3)

Deze sensibele zenuw loopt over de m. sternocleidomastoideus en onder het platysma naar ventraal.
 Innerveert: de huid van de voorzijde van de hals.

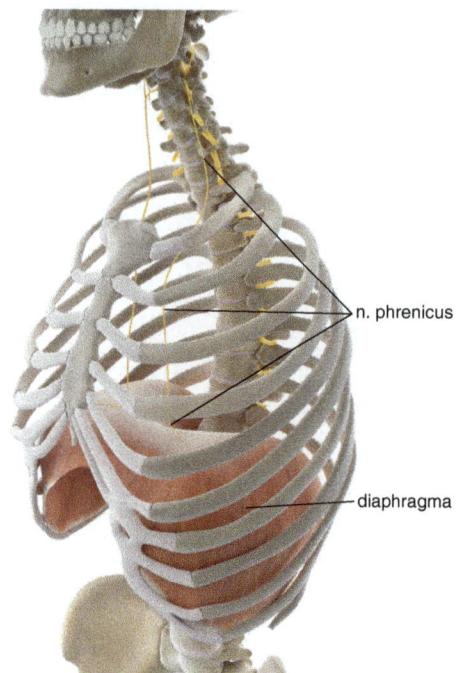

Nn. supraclaviculares, segment C3,C4 (fig. 8.3)

Deze sensibele zenuwen lopen onder het platysma naar caudaal tot voorbij de clavicula.
Innerveren: de huid over de m. pectoralis pars clavicularis en het gebied van de clavicula.

8.3 Plexus brachialis pars supraclavicularis

N. dorsalis scapulae, segment C5 (fig. 8.5)

Loopt langs de m. levator scapulae naar de margo medialis van de scapula.
Innerveert: de m. levator scapulae en mm. rhomboidea.

N. suprascapularis, segment C5-C6 (fig. 8.6)

Loopt door de incisura scapulae onder het lig. transversum scapulae naar de m. supraspinatus en m. infraspinatus.
Innerveert: de m. supraspinatus en de m. infraspinatus.

Figuur 8.4
Ventrolateraal aanzicht.

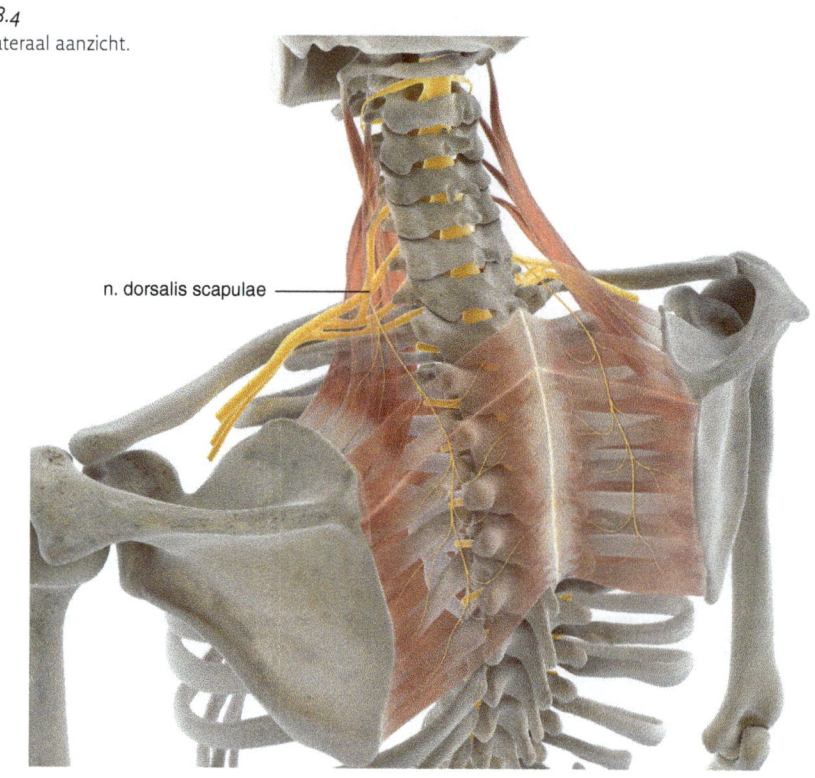

Figuur 8.5
Dorsolateraal aanzicht.

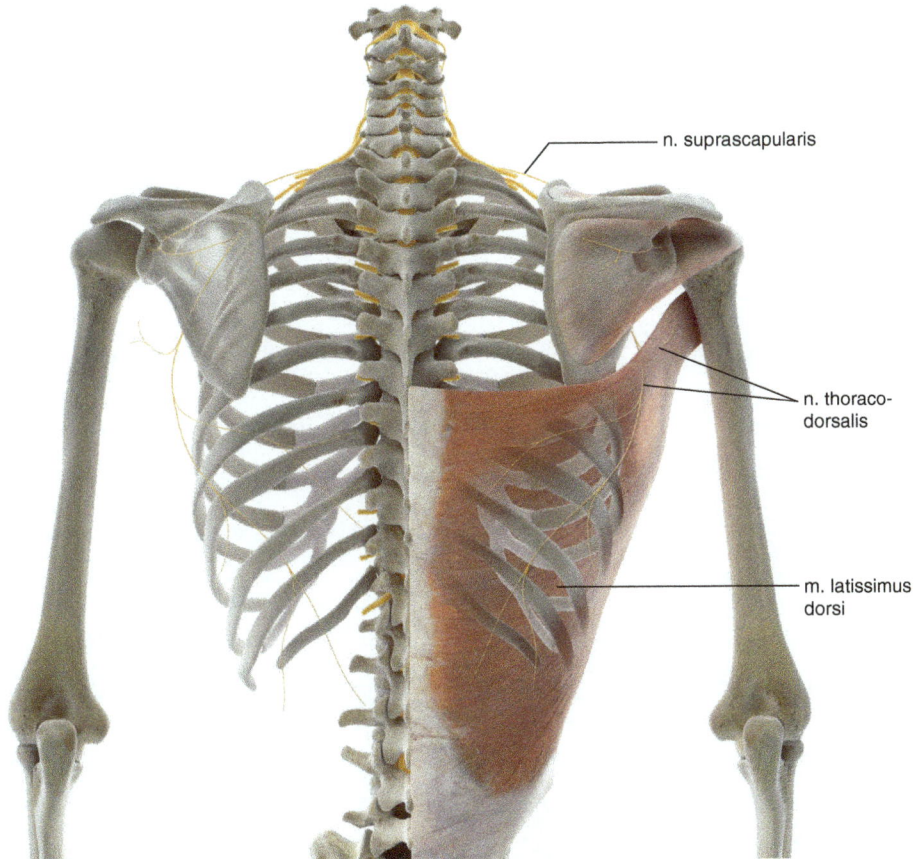

Figuur 8.6
Dorsaal aanzicht.

N. subclavius, segment C5-C6 (fig. 8.7)

Loopt onder de clavicula naar de m. subclavius.
 Innerveert: de m. subclavius.

N. thoracicus longus, segment C5-C7 (fig. 8.7)

Loopt naar de mediale zijde van de oksel.
 Innerveert: de m. serratus anterior.

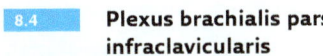 **Plexus brachialis pars infraclavicularis**

Nn. subscapulares, segment C5-6 (fig. 8.8)

Lopen vanuit de fasciculus posterior naar de m. subscapularis.
 Innerveren: de m. subscapularis en de m. teres major.

Nn. pectorales medialis en lateralis, segment C5-Th1 (fig. 8.9)

Lopen vanuit de fasciculus lateralis en medialis onder de clavicula naar de m. pectoralis minor en major.
 Innerveren: de m. pectoralis major en minor.

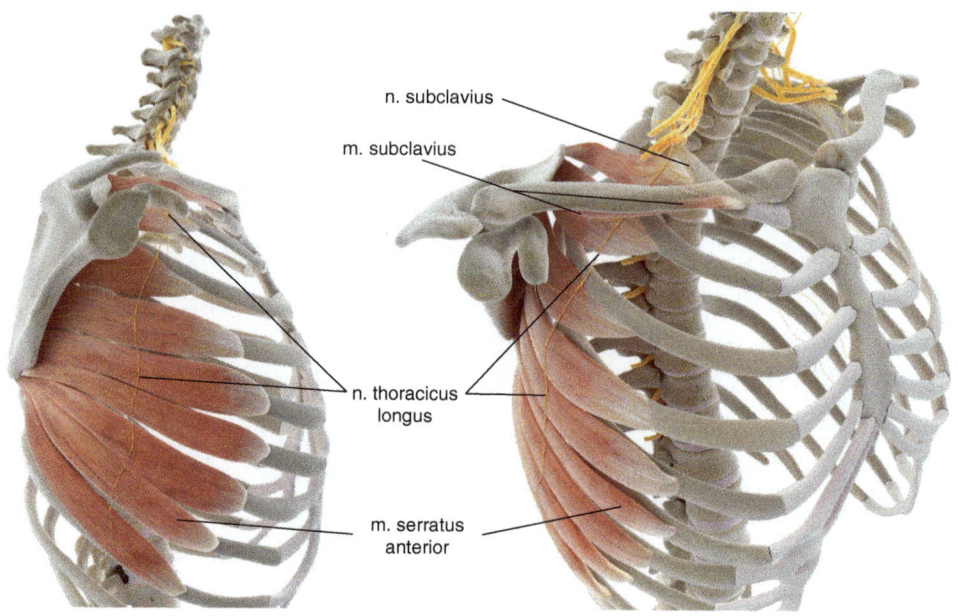

Figuur 8.7
Links: lateraal aanzicht.
Rechts: ventrolateraal aanzicht.

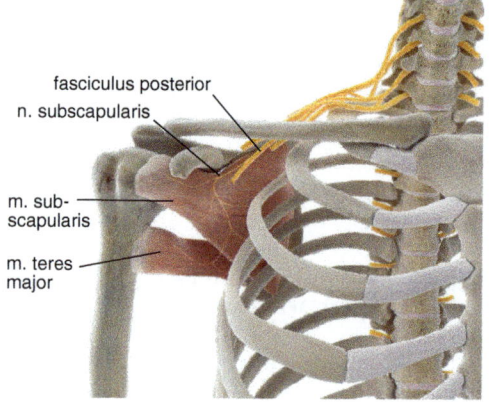

Figuur 8.8
Ventraal aanzicht.

N. thoracodorsalis, segment C6-8 (fig. 8.6)

Loopt vanuit de fasciculus posterior onder de scapula door naar de m. latissimus dorsi.
Innerveert: de m. latissimus dorsi.

N. cutaneus antebrachii medialis, segment C8-Th1 (fig. 8.10)

Loopt vanuit de fasciculus medialis mee met de v. basilica en doorboort iets boven de elleboog de fascia brachii.
Innerveert: de mediale en ulnaire zijde van de huid van de onderarm.

N. cutaneus brachii medialis, segment C8-Th1 (fig. 8.10)

Loopt vanuit de fasciculus medialis aan de mediale zijde van de bovenarm.
Innerveert: de huid van de mediale zijde van de bovenarm.

N. musculocutaneus, segment C5-C7 (fig. 8.11)

Loopt vanaf de fasciculus lateralis en doorboort de m. coracobrachialis; vervolgens loopt de zenuw tussen de m. brachialis en de m. biceps brachii tot aan de elleboogplooi.
Innerveert: de m. brachialis, de m. coracobrachialis en de m. biceps brachii. Distaal gaat de zenuw over in de n. cutaneus antebrachii lateralis,

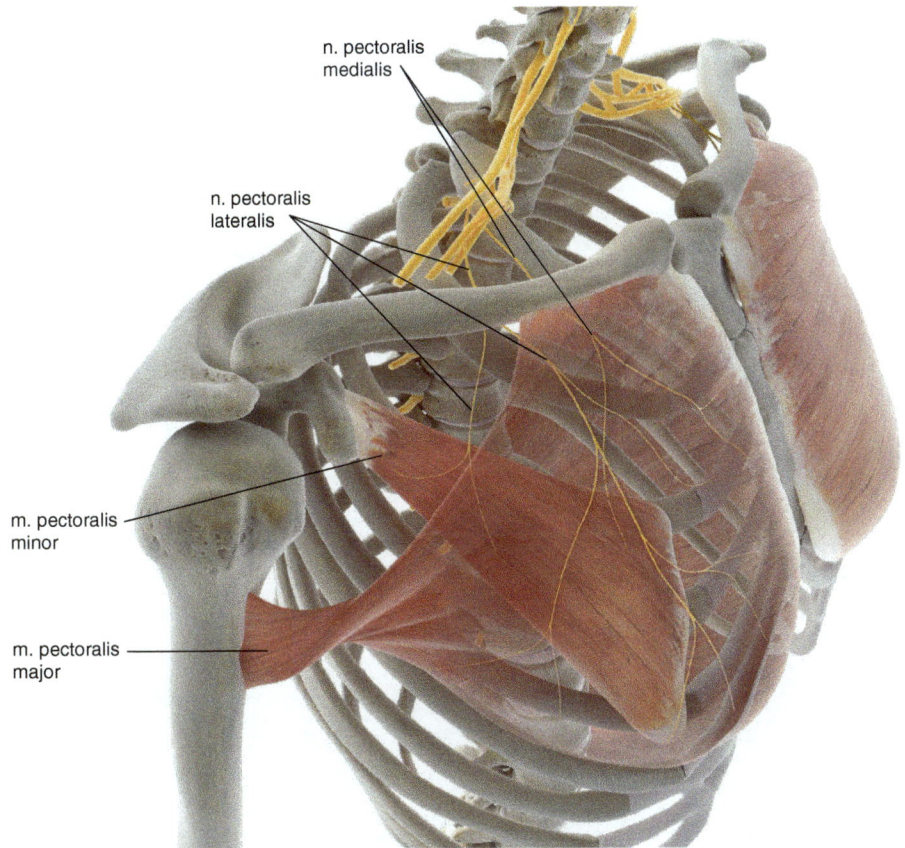

Figuur 8.9
Ventrolateraal aanzicht.

die de ventrolaterale zijde van de huid van de onderarm innerveert.

N. axillaris, segment C5-C6 (fig. 8.11)

Loopt vanaf de fasciculus posterior onder het schoudergewricht naar dorsaal. Vervolgens loopt de zenuw lateraal van de okselspleet naar de dorsale zijde van de proximale humerus.
 Innerveert: de m. deltoideus en de m. teres minor. De sensibele tak van de n. axillaris is de n. cutaneus brachii lateralis superior, die de huid op de m. deltoideus innerveert.

N. radialis, segment C5-C8 (fig. 8.11)

Loopt vanuit de fasciculus posterior proximaal van de bovenarm naar dorsaal, waar hij als een spiraal draait om de humerus en vervolgens de ventrale zijde van de bovenarm bereikt. De zenuw bevindt zich tussen de m. brachioradialis en de m. brachialis. De zenuw geeft sensibele en motorische zenuwen af.
 Innerveert: de m. triceps brachii, m. anconeus, m. supinator, m. brachioradialis, m. extensor carpi radialis longus en brevis, m. extensor digitorum, m. extensor digiti minimi, m. extensor carpi ulnaris, mm. extensores pollicis longus en brevis, m. extensor indicis en de m. abductor pollicis longus. Vaak wordt ook de m. brachialis geïnnerveerd.
 De sensibele vezels innerveren de huid van de dorsale zijde van de onderarm en door middel van de nn. digitales dorsales de huid van de duim, wijsvinger en de radiale zijde van de middelvinger.

Bij uitval van de n. radialis vindt men een typische 'dropping hand'.

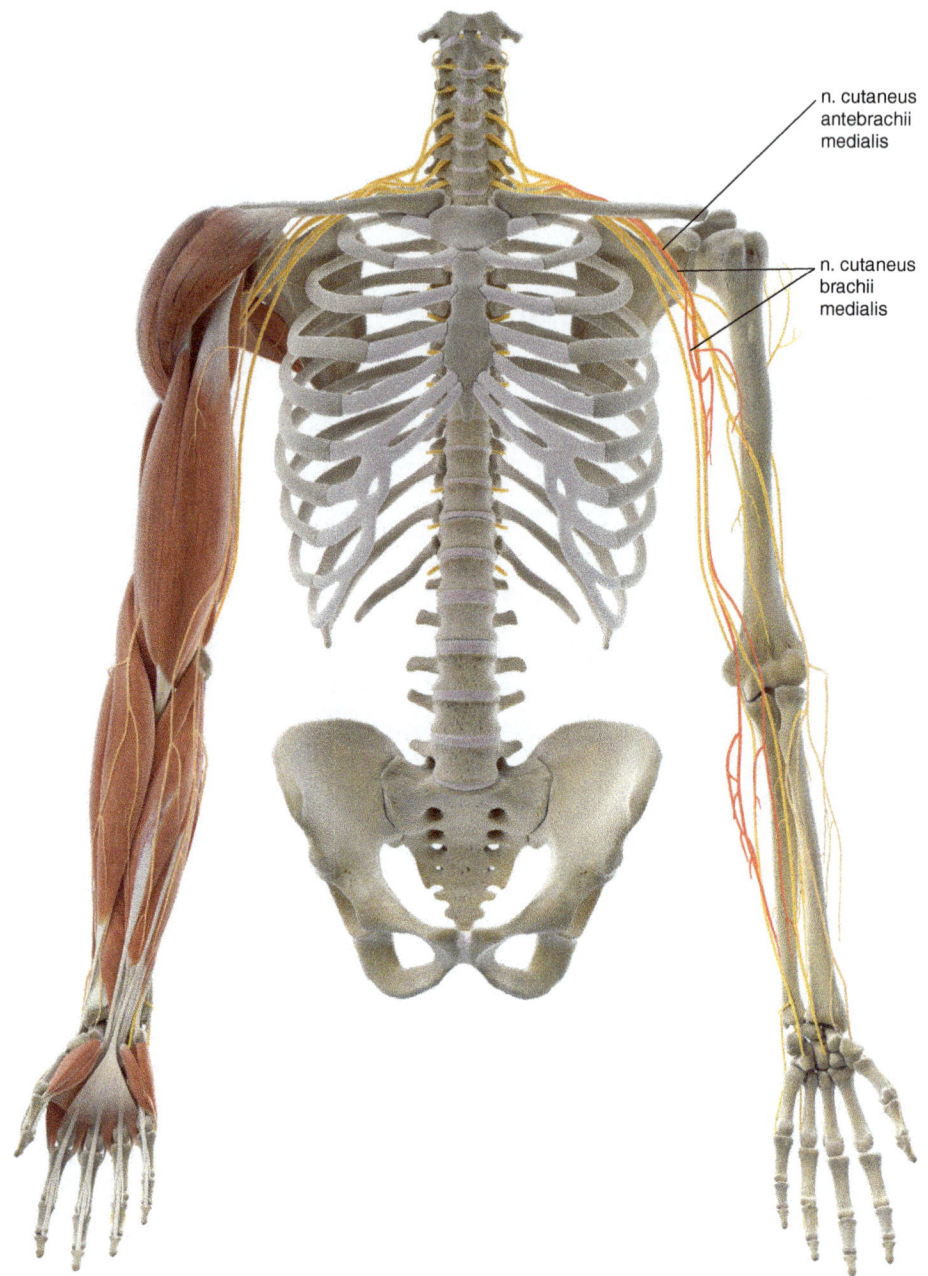

Figuur 8.10
Ventraal aanzicht.
De desbetreffende zenuwen zijn rood ingekleurd ter verduidelijking van het verloop.

8 Innervatie

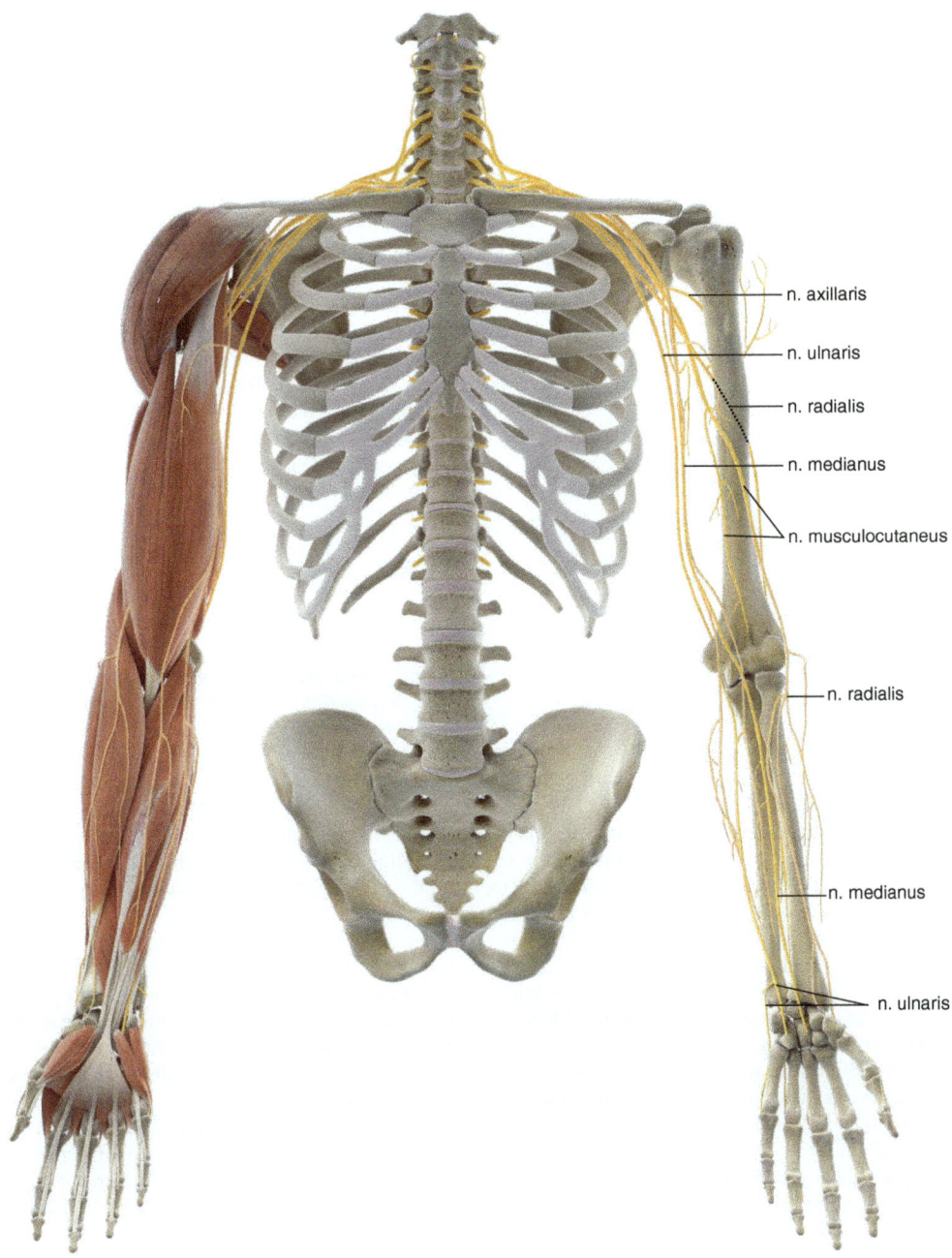

Figuur 8.11
Ventraal aanzicht.

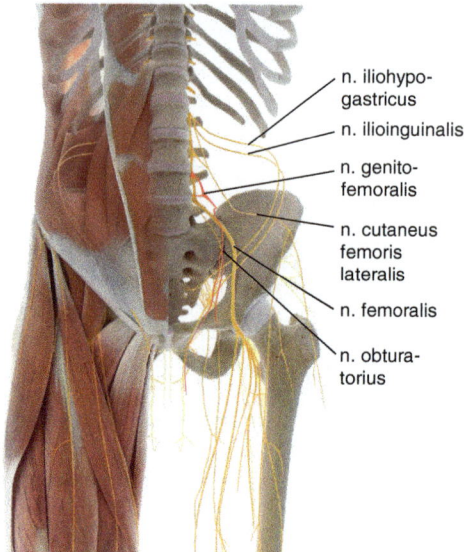

Figuur 8.12
Ventraal aanzicht.
De desbetreffende zenuwen zijn rood ingekleurd ter verduidelijking van het verloop.

N. medianus, segment C6-Th1 (fig. 8.11)

Loopt vanuit de oksel naar de bovenarm van lateraal naar mediaal. In de fossa cubitalis gaat de zenuw tussen het caput humerale en het caput ulnare van de m. pronator teres door en loopt in het midden van de onderarm naar distaal verder.

Innerveert: de m. pronator teres, m. pronator quadratus, mediale deel van de m. palmaris longus, m. flexor carpi radialis, m. flexor pollicis longus, m. flexor digitorum profundus (1/2), m. flexor digitorum superficialis, m. abductor pollicis brevis, m. opponens pollicis, m. flexor pollicis brevis caput superficiale en de mm. lumbricales I en II.

De sensibele vezels innerveren de huid van de duim, wijsvinger en de radiale zijde van de ringvinger.

Bij uitval van de n. medianus vindt men een typische 'predikershand'.

N. ulnaris, segment C8-Th1 (fig. 8.11)

Loopt vanaf de proximale helft van de bovenarm en doorboort het septum intermusculare mediale.

Vervolgens loopt de zenuw van het caput mediale naar de achterzijde van de epicondylus medialis van de humerus, waarna deze doorgaat naar de ventrale zijde van de onderarm. Hiervandaan gaat de zenuw naar de radiale zijde van het os pisiforme waarna deze in de handpalm verder splitst.

Innerveert: de m. flexor carpi ulnaris, m. flexor digitorum profundus (1/2), m. palmaris brevis, m. flexor digiti minimi, m. abductor digiti minimi, m. opponens digiti minimi, m. adductor pollicis, m. flexor pollicis brevis (caput profundum), mm. interossei palmares en dorsales en de mm. lumbricales III en IV.

De sensibele vezels innerveren de huid van de pink, ringvinger en de ulnaire zijde van de middelvinger.

Bij uitval van de n. ulnaris vindt men een typische 'klauwhand'.

8.5 Plexus lumbalis

N. iliohypogastricus, segment TH12-L1 (fig. 8.12)

Loopt van de laterale rand van de m. psoas major naar de voorzijde van de m. quadratus lumborum. Vervolgens doorboort de zenuw de m. transversus abdominis en loopt tussen de m. obliquus abdominis internus en de m. transversus abdominis in naar de ventrale zijde van de crista iliaca.

Innerveert: de m. transversus abdominis en de m. obliquus abdominis internus. Innerveert de huid van de heup en de huid boven de symfyse.

N. ilio-inguinalis, segment L1 (fig. 8.12)

Loopt in de regel samen met de n. iliohypogastricus op de m. quadratus lumborum naar de voorzijde van de buikwand, waarna de zenuw met zijn eindtak door de anulus inguinalis superficialis van het lieskanaal loopt.

Innerveert: de m. transversus abdominis en de m. obliquus internus abdominis. Innerveert de huid van het scrotum of de labia majora en het bovenste gedeelte van de huid aan de mediale voorzijde van het bovenbeen.

N. genitofemoralis, segment L1-L2 (fig. 8.12)

Doorboort de m. psoas major en splitst zich aan de ventrale zijde in twee takken. De ramus femoralis loopt achter het lig. inguinale naar het bovenbeen en doorboort lateraal van de fascia cribrosa de fascia lata. De ramus genitalis loopt met de funiculus

8 Innervatie

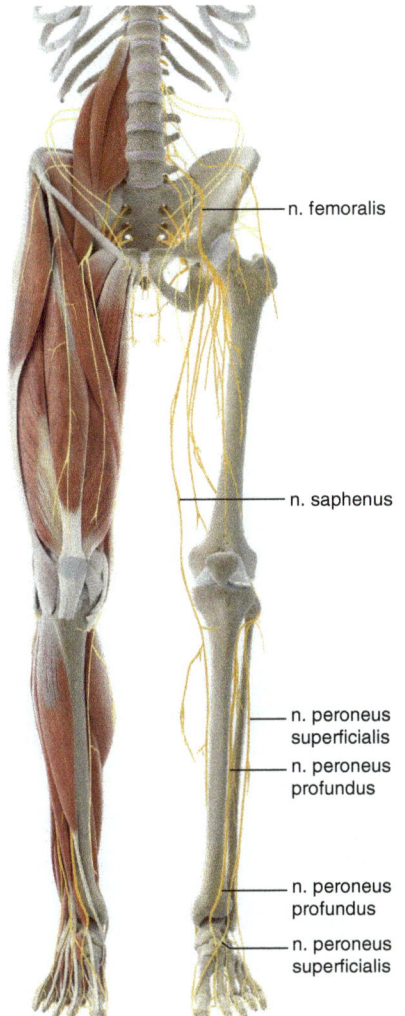

Figuur 8.13
Ventraal aanzicht.

N. cutaneus femoris lateralis, segment L2-L3 (fig. 8.12)

Verlaat de m. psoas major vlak onder de crista iliaca en loopt vervolgens onder de fascia iliaca over de m. iliacus naar de spina iliaca anterior superior. Mediaal hiervan verlaat de zenuw de lacuna musculorum en gaat door naar de laterale zijde van het bovenbeen.
Innerveert: de sensibele zenuw en het ventrolaterale deel van het bovenbeen.

N. obturatorius, segment L2-L4 (fig. 8.12)

Loopt achter of aan de mediale rand van de m. psoas major naar de m. obturatorius internus; vervolgens gaat de zenuw door naar de canalis obturatorius, waar de zenuw zich verdeelt in een ramus anterior en posterior.
Innerveert: de m. obturatorius externus, m. adductor longus, m. adductor brevis, m. gracilis, m. pectineus en de m. adductor magnus. De ramus cutaneus, welke behoort tot de ramus anterior, innerveert de huid onderaan de mediale zijde van het bovenbeen.

N. femoralis, segment L1-L4 (fig. 8.13)

Ligt tussen de m. psoas major en de m. iliacus en loopt door de lacuna musculorum en splitst zich in de rami musculares, rami cutanei anteriores en de n. saphenus. De laatste loopt door tot aan de voet.
Innervatie: de m. iliopsoas, m. pectineus, m. sartorius en de m. quadriceps femoris. Via de rami cutanei anteriores wordt de huid aan de ventrale en mediale zijde van het bovenbeen geïnnerveerd.

N. saphenus, segment Th12- L4 (fig. 8.13)

Loopt door de canalis adductorius naar distaal onder de fascia lata waarna hij naar de mediale zijde van het kniegewricht loopt. Vanaf hier loopt de zenuw verder naar distaal.
Innervatie: de huid van de mediale zijde van het onderbeen en de mediale voetrand tot aan de grote teen. Tevens innerveert de zenuw via de rami infrapatellares de huid over en caudaal van de knieschijf.

spermaticus door de anulus inguinalis superficialis.
Innerveert: m. cremaster ♂. De ramus femoralis innerveert een gedeelte van de huid aan de ventrale zijde van het bovenbeen. De ramus genitalis innerveert de huid van het scrotum ♂ of de labia majora ♀.

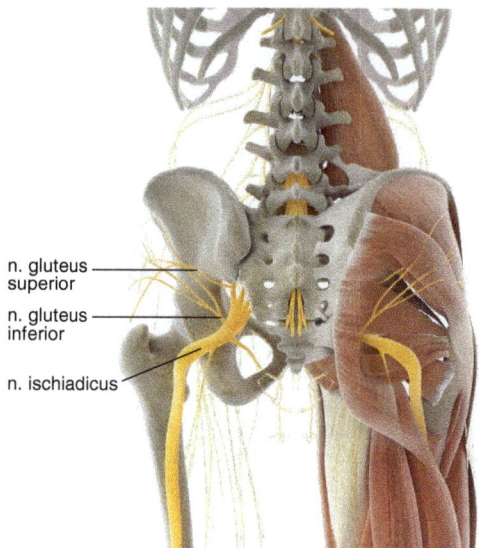

Figuur 8.14
Dorsaal aanzicht

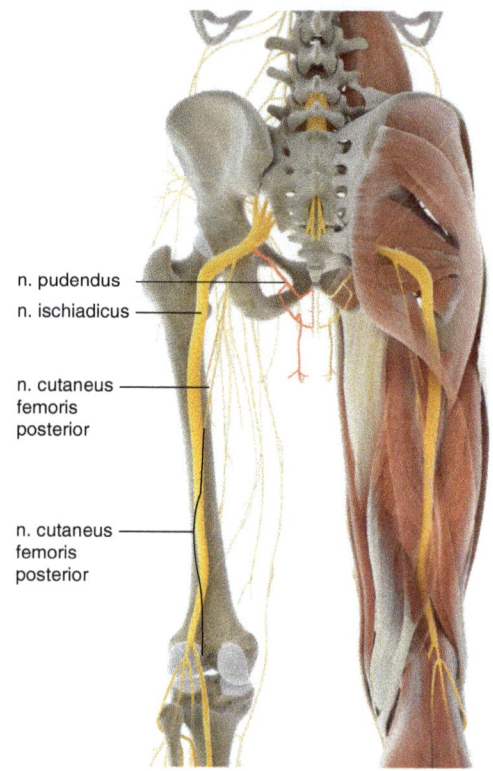

Figuur 8.15
Dorsaal aanzicht.
De desbetreffende zenuwen zijn rood ingekleurd ter verduidelijking van het verloop.

8.6 Plexus sacralis

N. gluteus superior, segment L4-S1 (fig. 8.14)

Loopt door het foramen suprapiriforme en komt tussen de m. gluteus medius en de m. gluteus minimus te liggen.
 Innerveert: de m. tensor fasciae latae en mm. glutei medius en minimus.

N. gluteus inferior, segment L5-S2 (fig. 8.14)

Loopt door het foramen infrapiriforme.
 Innerveert: de m. gluteus maximus.

N. cutaneus femoris posterior, segment S1-S3 (fig. 8.15)

Loopt samen met de n. ischiadicus door het foramen infrapiriforme naar de onderrand van de m. gluteus maximus. Vervolgens gaat de zenuw naar de dorsale zijde van het bovenbeen. De zenuw loopt tot de regio van de poplitea en verzorgt de huid tot onder de knie.
 Innerveert: de huid tot onder de knie.

N. ischiadicus, segment L4-S3 (fig. 8.15)

Loopt via het foramen infrapiriforme onder de m. gluteus maximus naar de achterzijde van het bovenbeen.
 De zenuw splitst zich boven de fossa poplitea in de n. tibialis en de n. peroneus communis. Soms is deze splitsing al vanaf de plexus aanwezig.

N. tibialis, segment L4-S3 (fig. 8.16)

Loopt door de fossa poplitea onder de arcus tendineus m. solei naar de diepe dorsale onderbeenspieren en loopt vervolgens naar de plantaire zijde van de voet.
 Innerveert: de m. adductor magnus, m. semimembranosus, m. semitendinosus, m. biceps femoris caput longum, m. triceps surae, m. plantaris, m. popliteus, m. tibialis posterior, m. flexor digitorum longus en de m. flexor hallucis longus.

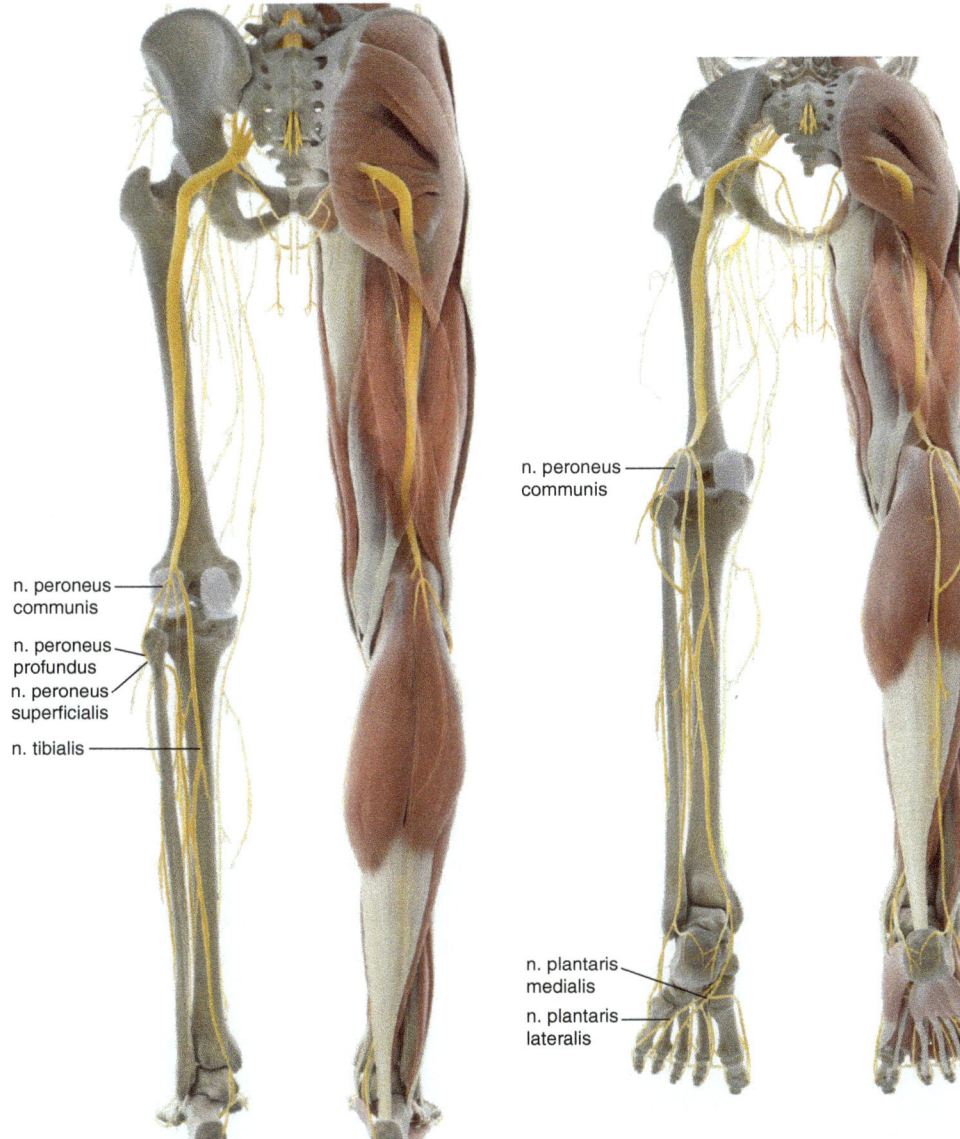

Figuur 8.16
Dorsaal aanzicht.

Figuur 8.17
Dorsaal en onderaanzicht.

De n. tibialis splitst zich ter hoogte van de mediale malleolus in de:
- N. plantaris medialis (fig. 8.17)
  Loopt mediaal langs de m. abductor hallucis en loopt door naar de voetzool.
  Innerveert: de m. abductor hallucis, m. flexor hallucis brevis caput mediale, m. flexor digitorum brevis en de mm. lumbricales I + II.

- N. plantaris lateralis (fig. 8.17)
  Loopt langs de mediale rand van de m. abductor digiti minimi.
  Innerveert: de m. flexor hallucis brevis caput laterale, m. adductor hallucis, m. abductor digiti minimi, m. flexor digiti minimi brevis, m. opponens digiti minimi, m. quadratus plantae,

mm. lumbricales III + IV, mm. interossei plantares I – III en de mm. interossei dorsales I – IV.

N. peroneus (fibularis) communis (L4-S2) (fig. 8.17)

Loopt via de mediale rand van de m. biceps femoris naar het caput fibulae en loopt rondom het collum fibulae naar de voorzijde van het onderbeen.
Innerveert: de m. biceps femoris caput breve.

Deze zenuw splitst zich bij de m. fibularis longus in de:
- N. peroneus profundus (fig. 8.13)
  Loopt door het septum intermusculare cruris anterius in de extensorenloge. Vervolgens loopt de zenuw door in de groeve tussen de m. tibialis anterior en de m. extensor hallucis longus naar de bovenkant van de voet.
  Innerveert: de m. tibialis anterior, m. extensor hallucis longus en brevis en de mm. extensores digitorum longus en brevis. Met de sensibele takken innerveert hij de naar elkaar toegekeerde zijden van de eerste en tweede teen.
- N. peroneus superficialis (fig. 8.13)
  Loopt tussen de m. fibularis longus en de fibula naar de bovenkant van de voet.
  Innerveert: de mm. peronei longus en brevis. Met de sensibele takken innerveert hij de laterale zijde van het onderbeen, de huid van de bovenkant van de voet en de dorsale zijden van de tenen.

N. pudendus, segment S2-S4 (fig. 8.15)

Loopt door het foramen infrapiriforme via het foramen ischiadicum minus naar de regio perinealis.
Innerveert: de huid van de uitwendige ge-

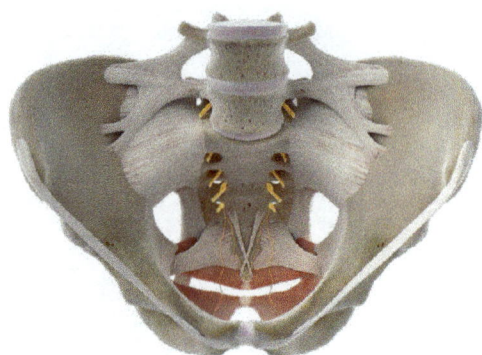

plexus coccygeus

Figuur 8.18
Ventraal aanzicht.

slachtsorganen. Tevens innerveert de zenuw: de m. levator ani, mm. transversus perinei, m. bulbospongiosus, m. ischiocavernosus, m. sphincter ani externus en m. sphincter urethrae.

8.7 Plexus coccygeus

Plexus coccygeus S4-Co1 (fig. 8.18)

Treedt uit via de hiatus sacralis en loopt met de sensibele eindtakken langs het lig. anococcygeum naar de huid tussen het stuitbeen en de anus.
Innerveert: de m. coccygeus. Met de sensibele takken wordt de huid dorsaal van het os coccygis geïnnerveerd.

9 Bekkenbodem musculatuur

9.1 Diaphragma pelvis

M. coccygeus (fig. 9.1)

Functie: helpt bij de buikpers, draagt de bekkenorganen.
   Origo: ontspringt van de spina ischiadica.
   Insertie: insereert aan de laterale rand van het os sacrum en het craniale gedeelte van het os coccygis.
   Innervatie: plexus sacralis (S2-S4).

M. levator ani, bestaat uit drie delen:

M. puborectalis (fig. 9.2)

Functie: helpt bij de buikpers, draagt de buik- en bekkenorganen.
   Origo: ontspringt van de beide zijden van de symfyse.
   Insertie: insereert aan het lig. anococcygeum en het os coccygis.
   Innervatie: plexus sacralis (S2-S4).

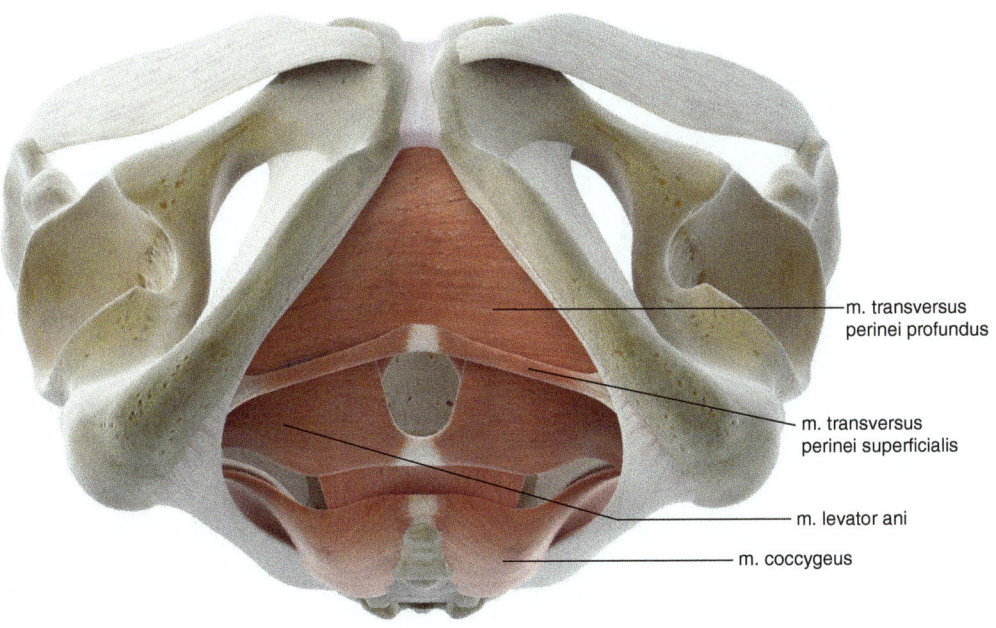

Figuur 9.1
Caudaal aanzicht.

M. pubococcygeus (fig. 9.2)

Functie: helpt bij de buikpers, draagt de buik- en bekkenorganen.
Origo: ontspringt van het corpus ossis pubis.
Insertie: insereert aan het lig. anococcygeum en het os coccygis.
Innervatie: plexus sacralis (S2-S4).

M. iliococcygeus (fig. 9.2)

Functie: helpt bij de buikpers, draagt de buik- en bekkenorganen en is een anale sluitspier.
Origo: ontspringt van de arcus tendineus van de m. levator ani.
Insertie: insereert aan het lig. anococcygeum en het os coccygis.
Innervatie: plexus sacralis (S2-S4).

9.2 Diaphragma urogenitale

M. transversus perinei profundus (fig. 9.1)

Functie: draagt de buik- en bekkenorganen en zorgt voor afsluiting van de urinebuis.
Origo: ontspringt van de ramus ossis ischii en van de ramus inferior ossis pubis.
Insertie: insereert aan het centrum tendineum.
Innervatie: n. pudendus (S2-S4).

M. transversus perinei superficialis (fig. 9.1)

Functie: draagt de buik- en bekkenorganen en zorgt voor afsluiting van de urinebuis.
Origo: ontspringt van het tuber ischiadicum.
Insertie: insereert aan het centrum tendineum.
Innervatie: n. pudendus (S2-S4).

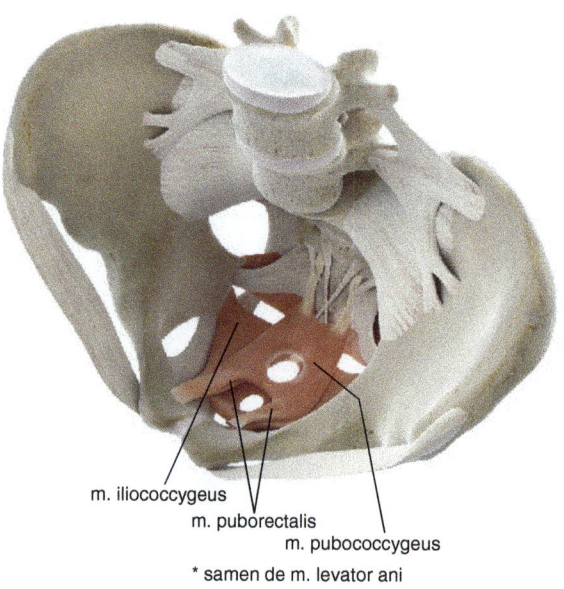

m. iliococcygeus
m. puborectalis
m. pubococcygeus
* samen de m. levator ani

Figuur 9.2
Ventrolateraal aanzicht.

Literatuur

Arnold, G., Beier, H.M., Herrmann, H., Kretschmann, J., Kühnel, W., Rollhäuser., Schiebler, T.H., Schmidt, W., Winckler, J. & Zypen, E. van der (1977). *Lehrbuch der gesamten anatomie des Menschen.* Heidelberg: Springer-Verslag Berlin.

Kapandji, I.A. (2005). *Bewegingsleer deel 1, 2 en 3.* Houten: Bohn Stafleu van Loghum.

Lippert, H. (1990). *Lehrbuch Anatomie.* München: Urban & Schwarzenberg.

Lohman, A.H.M. & Zuidgeest, A. (2011). *Vorm en beweging.* Houten: Bohn Stafleu van Loghum.

Moore, K.L. & Dalley, A.F. (1999). *Clinically oriented anatomy.* Philadelphia: Lippincott, Williams & Wilkins.

Palastanga, N., Field, D. & Soames, R. (2007). *Anatomy and human movement.* Edinburgh: Butterworth & Heinemann.

Putz, R. & Pabst, R. (2000). *Sobotta. Atlas van de menselijke anatomie deel 1 en deel 2.* Houten: Bohn Stafleu van Loghum.

Rauber, A. & Kopsch, F. (1987). *Anatomie des Menschen, Lehrbuch und Atlas; Band 1: Bewegungsapparat.* Stuttgart: Thieme.

Schünke, M., Schulte, E., Schumacher, U., Voll, M. & Wesker, K. (2005). *Prometheus, algemene anatomie en bewegingsapparaat.* Houten: Bohn Stafleu van Loghum.

Warwick, R. & Williams, P.L. (1975). *Gray's Anatomy.* Norwich: Longman.

Register

art. acromioclavicularis	41	m. abductor digiti minimi	35, 36
art. humeri	41	m. abductor hallucis	33, 36
art. sternoclavicularis	41	m. abductor pollicis brevis	79, 80
		m. abductor pollicis longus	72, 79, 80
lig. anulare radii	66	m. adductor brevis	6, 9, 12
lig. apicis dentis	105	m. adductor hallucis	35, 36
lig. calcaneofibulare	38	m. adductor longus	4, 9
lig. capitis femoris	14	m. adductor magnus	6, 8, 10
lig. carpi radiatum	82	m. adductor pollicis	80
lig. collaterale carpi ulnare en radiale	82	m. anconeus	61
lig. collaterale fibulare	23	m. biceps brachii	42, 45, 49, 59, 65
lig. collaterale radiale	66	m. biceps femoris	19, 20
lig. collaterale tibiale	23	m. biceps femoris caput longum	6
lig. collaterale ulnare	65	m. brachialis	59
lig. conoideum	56	m. brachioradialis	59, 63, 65
lig. coracoclaviculare	56	m. coccygeus	125
lig. coracohumerale	56	m. coracobrachialis	42, 48, 49
lig. cruciatum anterius	23	m. deltoideus	42, 44, 48, 50
lig. cruciatum posterius	23	m. extensor carpi radialis brevis	64, 65, 70, 72
lig. cruciforme atlantis	106	m. extensor carpi radialis longus	64, 65, 70, 72
lig. deltoideum	37	m. extensor carpi ulnaris	71, 75
lig. flavum	106	m. extensor digiti minimi	71, 77
lig. iliofemorale	12	m. extensor digitorum	71, 74, 77
lig. ischiofemorale	14	m. extensor digitorum brevis	31
lig. longitudinale anterius	106	m. extensor digitorum longus	26, 30, 31
lig. longitudinale posterius	106	m. extensor hallucis brevis	31
lig. nuchae	107	m. extensor hallucis longus	27, 31
lig. patellae	23	m. extensor indicis	71, 77
lig. popliteum arcuatum	23	m. extensor pollicis brevis	73, 79, 80, 82
lig. popliteum obliquum	23	m. extensor pollicis longus	71, 73, 79, 80, 81
lig. pubofemorale	14	m. flexor carpi radialis	63, 68, 72
lig. radiocarpale dorsale	82	m. flexor carpi ulnaris	68, 74
lig. radiocarpale palmare	82	m. flexor digiti minimi brevis	35
lig. supraspinale	107	m. flexor digitorum brevis	31
lig. talofibulare anterius	37	m. flexor digitorum longus	28, 30, 32
lig. talofibulare posterius	38	m. flexor digitorum profundus	69, 75
lig. tibiofibulare anterius	37	m. flexor digitorum superficialis	69, 75
lig. tibiofibulare posterius	37	m. flexor hallucis brevis	33, 36
lig. trapezoideum	56	m. flexor hallucis longus	28, 30, 34
lig. ulnocarpale palmare	82	m. flexor pollicis brevis	79, 80, 81
ligg. glenohumerale superius, medium en inferius	57	m. flexor pollicis longus	70, 79
		m. gastrocnemius	19

m. gluteus maximus	6, 8, 12	m. serratus	55
m. gluteus medius	6, 7, 12	m. serratus anterior	53-55
m. gluteus minimus	6, 7, 12	m. serratus posterior inferior	105
m. gracilis	4, 9, 17, 21	m. serratus posterior superior	104
m. iliacus	4	m. spinalis	92, 97
m. iliococcygeus	126	m. splenius	91, 99
m. iliocostalis	92, 98	m. subscapularis	48
m. infraspinatus	50	m. supinator	64
m. interspinalis	92	m. supraspinatus	45
m. latissimus dorsi	42, 46, 48, 53, 55, 103	m. tensor fasciae latae	4, 8, 12
m. levator ani	125	m. teres major	44, 48, 49
m. levator scapulae	51, 56	m. teres minor	50
m. levatores costarum	99	m. tibialis anterior	26, 30
m. longissimus	94, 98, 100	m. tibialis posterior	28, 30
m. longus capitis	89, 97, 100	m. transversus abdominis	100, 102, 105
m. longus colli	88, 96, 100	m. transversus perinei profundus	126
m. multifidus	95, 97, 101	m. transversus perinei superficialis	126
m. obliquus abdominis externus	90, 99, 102, 105	m. trapezius	51, 53, 54, 55
m. obliquus abdominis internus	90, 99, 101, 102	m. triceps brachii	62
m. obliquus capitis inferior	92, 99	m. triceps surae	27, 30
m. obliquus capitis superior	91, 97, 101	m. vastus intermedius	20
m. obturatorius externus	9	m. vastus lateralis	20
m. obturatorius internus	9	m. vastus medialis	20
m. opponens pollicis	79, 80	mm. gemelli	9
m. palmaris longus	68	mm. intercostales externi	103
m. pectineus	4, 9, 10	mm. intercostales interni	100, 103, 105
m. pectoralis major	42, 46, 48, 53, 54	mm. interossei dorsales I-IV	33, 36, 76, 77, 78
m. pectoralis minor	53, 54	mm. interossei palmares I-III	76, 77, 78
m. peroneus brevis	29, 30	mm. interossei plantares I-III	33, 35
m. peroneus longus	29, 30	mm. intertransversarii	94, 98
m. peroneus tertius	26, 31	mm. levatores costarum	96, 101
m. piriformis	9	mm. lumbricales I-IV	32, 35, 36, 76, 77, 78
m. plantaris	19, 28, 30	mm. rhomboidei major en minor	51, 55
m. popliteus	19, 21	mm. rotatores	95, 101
m. pronator quadratus	62	mm. subcostales	105
m. pronator teres	61, 62		
m. psoas major	4	n. accessorius	111
m. pubococcygeus	126	n. auricularis magnus	113
m. puborectalis	125	n. axillaris	117
m. quadratus femoris	10	n. cutaneus antebrachii medialis	116
m. quadratus lumborum	98, 105	n. cutaneus brachii medialis	116
m. quadratus plantae	32	n. cutaneus femoris lateralis	121
m. rectus abdominis	89, 103, 105	n. cutaneus femoris posterior	122
m. rectus capitis anterior	89, 97	n. dorsalis scapulae	114
m. rectus capitis lateralis	96	n. facialis	111
m. rectus capitis posterior major	91, 99	n. femoralis	121
m. rectus capitis posterior minor	91, 99	n. genitofemoralis	120
m. rectus femoris	4, 20	n. gluteus inferior	122
m. sartorius	4, 12, 17, 21	n. gluteus superior	122
m. scalenus anterior	89, 97, 103	n. iliohypogastricus	120
m. scalenus medius	89, 97, 104	n. ilio-inguinalis	120
m. scalenus posterior	97, 104	n. ischiadicus	122
m. semimembranosus	6, 19, 21	n. medianus	120
m. semispinalis	96, 101	n. musculocutaneus	116
m. semitendinosus	6, 19, 20	n. obturatorius	121

n. occipitalis major	111	n. suprascapularis	114
n. occipitalis minor	113	n. thoracicus longus	115
n. peroneus communis	124	n. thoracodorsalis	116
n. peroneus profundus	124	n. tibialis	122
n. peroneus superficialis	124	n. transversus colli	113
n. plantaris lateralis	123	n. trigeminus	111
n. plantaris medialis	123	n. ulnaris	120
n. pudendus	124	nn. cervicales	111
n. radialis	117	nn. pectorales medialis en lateralis	115
n. saphenus	121	nn. subscapulares	115
n. subclavius	115	nn. supraclaviculares	114
n. suboccipitalis	111		

GPSR Compliance

The European Union's (EU) General Product Safety Regulation (GPSR) is a set of rules that requires consumer products to be safe and our obligations to ensure this.

If you have any concerns about our products, you can contact us on

ProductSafety@springernature.com

In case Publisher is established outside the EU, the EU authorized representative is:

Springer Nature Customer Service Center GmbH
Europaplatz 3
69115 Heidelberg, Germany

www.ingramcontent.com/pod-product-compliance
Ingram Content Group UK Ltd.
Pitfield, Milton Keynes, MK11 3LW, UK
UKHW051238180426
11947UKWH00013B/844